Tuula Misfeld

Aromatherapie für Senioren

Bibliografische Information der Deutschen Nationalbibliothek
Die Deutsche Nationalbibliothek verzeichnet diese Publikation in der Deutschen Nationalbibliografie. Detaillierte bibliografische Daten sind im Internet über http://d-nb.de abrufbar.

Für Fragen und Anregungen
info@rivaverlag.de

Wichtige Hinweise
Dieses Buch ist für Lernzwecke gedacht. Es stellt keinen Ersatz für eine individuelle medizinische Beratung dar und sollte auch nicht als solcher benutzt werden. Wenn Sie medizinischen Rat einholen wollen, konsultieren Sie bitte einen qualifizierten Arzt. Der Verlag und die Autorin haften für keine nachteiligen Auswirkungen, die in einem direkten oder indirekten Zusammenhang mit den Informationen stehen, die in diesem Buch enthalten sind.

Ausschließlich zum Zweck der besseren Lesbarkeit wurde auf eine genderspezifische Schreibweise sowie eine Mehrfachbezeichnung verzichtet. Alle personenbezogenen Bezeichnungen sind somit geschlechtsneutral zu verstehen.

Originalausgabe
1. Auflage 2023

Türkenstraße 89
80799 München
Tel.: 089 651285-0
Fax: 089 652096

Redaktion: Dr. Diane Zilliges
Umschlaggestaltung: Maria Verdorfer
Layout und Satz: feschart print- und webdesign, Michaela Röhler, Leopoldshöhe
Druck: Florjančič Tisch d.o.o., Slowenien
Printed in the EU

ISBN Print 978-3-7423-2296-8
ISBN E-Book (PDF) 978-3-7453-2090-9
ISBN E-Book (EPUB, Mobi) 978-3-7453-2091-6

Tuula Misfeld

Aromatherapie für Senioren

Mit ätherischen Ölen Gelenkschmerzen lindern, den Blutdruck stabilisieren, das Immunsystem stärken und das Gedächtnis unterstützen

riva

Inhalt

Die Heilkraft der Pflanzen

Man kann wohl sagen: Die moderne Medizin ist für viele von uns ein wahrer Segen. Für nahezu jedes Symptom, für nahezu jede Krankheit und alle unangenehmen Befindlichkeiten stehen uns Medikamente oder auch Salben und Cremes zur Verfügung. Viele Jahre hat sich, so zumindest ist mein Eindruck, ein Großteil der Gesellschaft vor allem auf die moderne Medizin gestützt und auch hauptsächlich darauf verlassen. Ein anderer Bereich scheint dafür etwas in den Schatten gerückt zu sein, der Bereich, der uns Menschen viele Hunderte von Jahren zur Seite stand, wenn es uns nicht gut ging. Es ist das Reich der Pflanzen. In der Pflanzenheilkunde (Phytotherapie) stehen uns vielfältigste Heilpflanzen zur Verfügung, deren Heilkraft wir uns in unterschiedlichen Darreichungsformen, so zum Beispiel Tinkturen, Tees und Salben zunutze machen können.

Eine weitere Möglichkeit und somit ein Teilbereich der Phytotherapie ist die Aromatherapie und auch Aromapflege. Sie beinhaltet die Anwendung von ätherischen und fetten Ölen sowie Pflanzenwässern. Als Seminarleiterin, die die Aromapflege in medizinischen Einrichtungen schult, beobachte ich, dass das Thema naturheilkundliche Anwendungen, Aromapflege und natürliche Hautpflege einen immer größeren Stellenwert zu bekommen scheint. Diese Entwicklung freut mich natürlich sehr. Seit 2007 beschäftige ich mich sehr intensiv mit der Aromapflege. Ich konnte schon so oft die hervorragende Wirkung der Öle bei mir selbst, bei meiner Familie und letztlich auch bei meinen Patienten beobachten, ja, ich habe sogar schon so manches kleine Wunder erlebt. Als examinierte Altenpflegerin weiß ich zugleich um all die körperlichen Veränderungen, die das Alter mit sich bringen kann. Auch weiß ich um die Krankheiten, die im Herbst unseres Lebens auftreten können. Ich weiß aber auch um die ätherischen und fetten Öle, die hier eine großartige Unterstützung bieten können – zur Linderung von Beschwerden bis hin zu einem Heilsein.

Die natürlichen Helfer kurieren uns Menschen manchmal sogar besser, weil bei einer korrekten Dosierung und der richtigen Auswahl der ätherischen Öle nicht mit den Nebenwirkungen zu rechnen ist, wie wir sie von manchen Medikamenten oder auch medizinischen Salben her kennen. Nicht zuletzt ist die Hautpflege ein riesiges Thema und ich weiß, was eine gute und natürliche Hautpflege alles kann.

Als mich meine »Aroma-Kollegin« (wie sie mich selbst einmal nannte) Tuula Misfeld fragte, ob ich ein Vorwort für ihr neues Buch beisteuern möchte, habe ich mich sehr gefreut. So wie ich mich auch sehr über dieses Buch selbst freue, denn es gibt Ihnen die Möglichkeit, auf körperliche Veränderungen, die das Alter mit sich bringen kann, kreativ und eigenverantwortlich einzugehen. Es muss ja nicht einmal um Symptome wie Schmerzen gehen, schon allein die Körperpflege mit natürlichen Produkten unterstützt Ihre Haut und überdies auch das Immunsystem und Ihr Wohlbefinden auf nachhaltige und ganzheitliche Weise. Daher wünsche ich Ihnen viele duftende Augenblicke und viel Freude beim Entdecken und Ausprobieren.

Ihre Claudia Nowotny
Aromaexpertin und Aromafreundin aus Bamberg

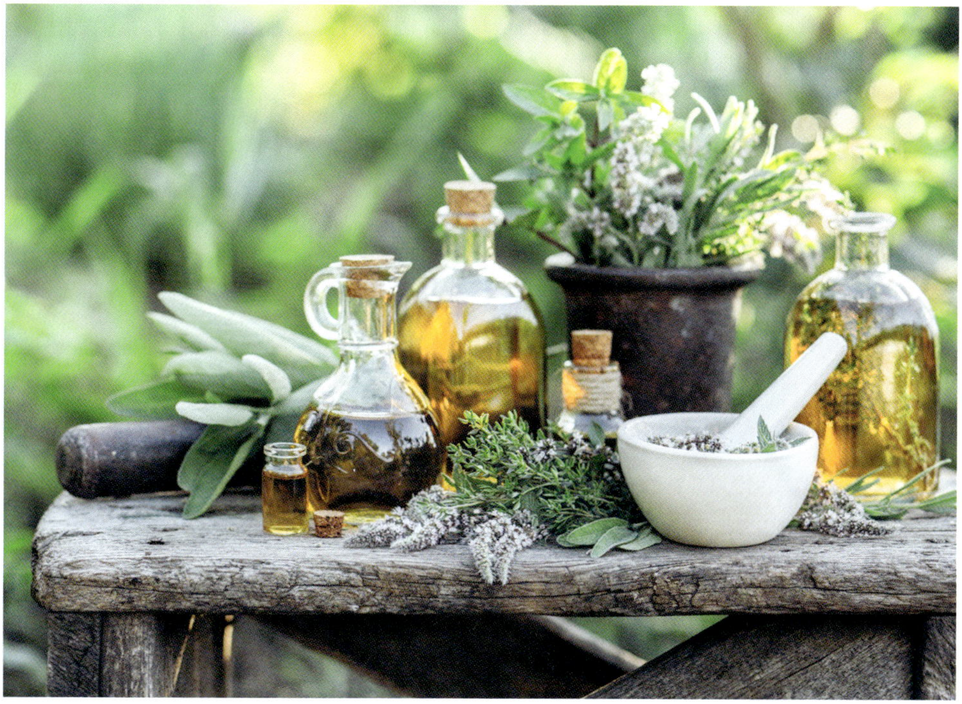

Wie Düfte unser ganzes Leben begleiten

Meinen ersten Kontakt mit ätherischen Ölen und den wunderbaren Düften dieser Welt hatte ich im Aufenthaltsraum der Herz-OP 13 des Universitätsklinikums Schleswig-Holstein, Campus Lübeck, wo ich als Krankenschwester tätig war. Meine damalige Kollegin Angelika ließ mich an einem kleinen braunen Fläschchen riechen. Nichts ahnend inhalierte ich tief das ätherische Öl der Rosengeranie. Diesen Moment werde ich niemals vergessen. Nicht nur, dass sich Gerüche in unser Erinnerungssystem einbrennen, dies war ein einschneidendes Erlebnis. Der rosige, holzige, blumige Duft war sehr stark und ließ meine Geruchszellen förmlich vibrieren. Ich war so überwältigt, dass ich kaum Worte finden konnte. Nur eine einzige Duftprobe dieses ätherischen Öls sollte mein zukünftiges Leben beeinflussen. Ich wollte mehr darüber wissen, was diesen Duft und diese Kraft, die ich darin gespürt hatte, ausmachte. Ich hatte die Welt der Düfte für mich entdeckt.

Ich begann, sämtliche Bücher zu wälzen und viele Kurse zu besuchen, die mir alles über die Wirkung der Aromatherapie und die ätherischen Öle beibrachten. Viele Öle wendete ich bald zu Hause in meiner Familie mit meinen drei Kindern an. Aber auch meine Arbeit im Krankenhaus und im Hospiz, der ich mich hingebungsvoll widmete, wurde durch die Aromatherapie positiv beeinflusst. Jedes Symptom, ob körperlich oder seelisch, wurde fortan zumindest begleitend mit ätherischen Ölen, Hydrolaten oder Pflanzenölen versorgt.

Heute schule ich als Aromatherapie-Seminarleiterin Krankenpflegerinnen und -pfleger in Hospizen und Krankenhäusern. Viele Einrichtungen sind sehr offen für die Aromapflege und möchten ihren Patienten dieses wunderbare duftende Angebot nicht vorenthalten. Auch Hospize suchen ständig nach Möglichkeiten, die Versorgung der Bewohner zu verbessern und die schweren Stunden des Abschieds auch den Angehörigen zu erleichtern und etwas erträglicher zu machen. Hier habe ich die Erfahrung gemacht, dass die Aromatherapie sehr gut angenommen wird. Die Düfte der verschiedenen ätherischen Öle haben eine sanfte und starke Wirkung zugleich. Sie können körperliche ebenso wie emotionale Beschwerden lindern, denn beide Ebenen sind sehr gut mit Düften zu erreichen. Eine weitere Ebene ist das allgemeine Wohlbefinden, das ebenfalls durch die Aromatherapie positiv beeinflusst werden kann. Ein Allroundtalent also.

Das Riechen ist eng mit der Gefühlswelt verbunden und Düfte können auch deshalb das Allgemeinbefinden intensiv beeinflussen. Unser Geruchssinn vermindert sich zwar im höheren Alter, trotzdem können wir dieses wunderbare Phänomen des Riechens nutzen, um gut und fit durch die zweite Hälfte des Lebens zu gehen.

Es ist nie zu spät. So sagte beispielsweise Rosemarie mit ihren 85 Jahren: »Ab heute beginne ich ein neues Leben mit der Aromatherapie.«

Ihre Tuula Misfeld

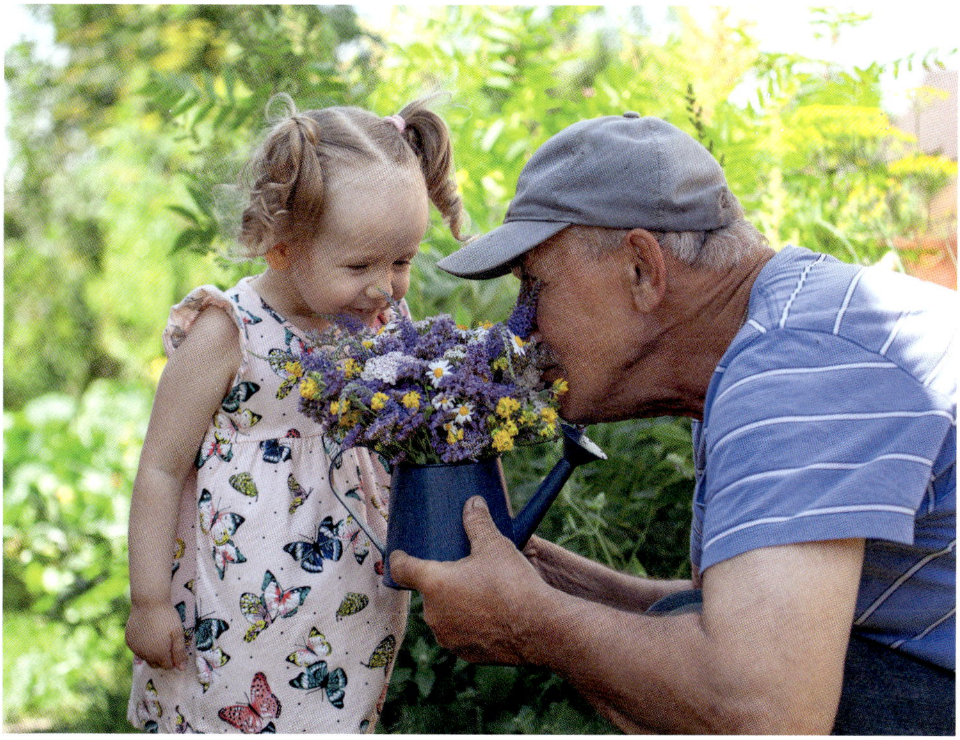

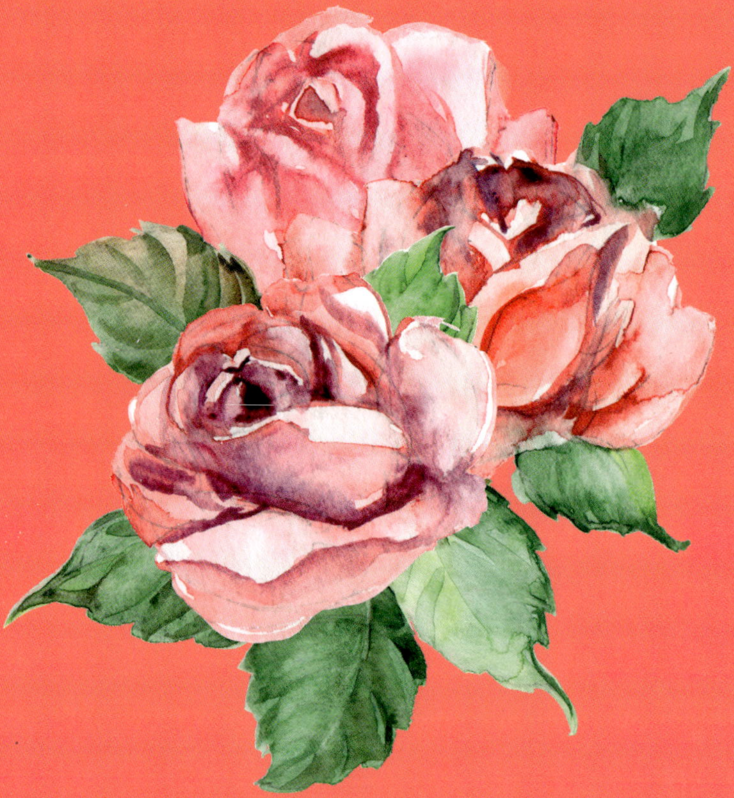

1

Die Kraft *unseres Geruchssinns*

Der Geruchssinn prägt unser Leben schon seit Urzeiten. Auch der kleinste Reiz wird von ihm aufgenommen und sofort verarbeitet – meist natürlich ganz unbewusst. Allerdings hat sich der Mensch die Informationen aus den Düften schon viele tausend Jahre lang zur Unterstützung bei Themen wie Fortpflanzung, Abwehr von Gefahren und Heilung von Krankheiten zunutze gemacht. Solange der Mensch atmet, riecht er! Nichts prägt sich mehr ins Gedächtnis ein als ein Duft. Düfte werden im Langzeitgedächtnis gespeichert und können auch noch nach Jahrzehnten abgerufen und mit Erinnerungen verknüpft werden. Der Geruchssinn steuert mehr die emotionale und weniger die logische Ebene, sodass man über Gerüche gewissermaßen nonverbal mit dem Leben und der Umwelt kommunizieren kann.

Der olfaktorische Sinn

Der Geruchssinn, eng verbunden mit dem Geschmackssinn, gehört mit zu den ältesten Sinnen überhaupt. Er kann sehr viel mehr Reize aufnehmen und verarbeiten als die Ohren oder die Augen. Und der Geruchssinn hat viele Facetten. So kann er das Aroma von feinen Düften, den Dunst von üblen Abfällen, den Hauch von Angst oder die Ausdünstung von Krankheiten wahrnehmen. Zu Urzeiten war der Mensch auf einen funktionierenden Geruchssinn angewiesen. Mit seiner Hilfe konnte verdorbene oder giftige von guter Nahrung unterschieden werden. Und er warnte vor Gefahrenquellen, wie Feuer. Und auch noch heute spielt der Geruchssinn eine große Rolle bei der Partnerwahl, natürlich unbewusst, er entscheidet, ob man jemanden »riechen kann« oder nicht. Die Emotionen werden durch ihn beeinflusst. Bis ins hohe Alter verarbeiten und speichern wir Gerüche – und mit täglichen Riechübungen, wie Sie sie ab Seite 167 finden, können wir dem Verlust der Riechfähigkeit entgegensteuern.

Der Geruchssinn bleibt uns ungefähr bis ins siebte Lebensjahrzehnt vollständig erhalten. Dann nimmt er langsam ab, dabei gibt es allerdings große Unterschiede. Manche Menschen riechen noch bis ins hohe Alter ausgezeichnet, andere verlieren den Geruchssinn eher. Häufig hängt es auch mit Erkrankungen zusammen, die man im höheren Lebensalter häufiger hat. Das können Diabetes oder neurodegenerative Erkrankungen wie Alzheimer oder Parkinson sein. Einen kleinen Unterschied macht auch das Geschlecht. Männer verlieren tendenziell früher den Geruchssinn als Frauen. Die Ursache dafür ist noch unbekannt. Frauen können auch besser riechen als Männer, was auf hormonelle Unterschiede zurückgeführt wird.

Der Weg der Düfte in unsere Sinne

Der Hauch eines Duftes erreicht unsere Nase. Dagegen können wir uns nicht wehren, wie zum Beispiel bei den Augen und Ohren, die wir schließen oder uns zuhalten können. Auch den Mund können wir geschlossen halten und uns weigern, etwas zu essen und damit zu schmecken. Beim Geruch geht das nicht. Natürlich können wir uns die Nase zuhalten, allerdings nur solange, bis der nächste Atemzug nötig wird. Spätestens dann gelangt das Aroma in die Nase (oder den Mund) und nimmt seinen Weg bis zum limbischen System.

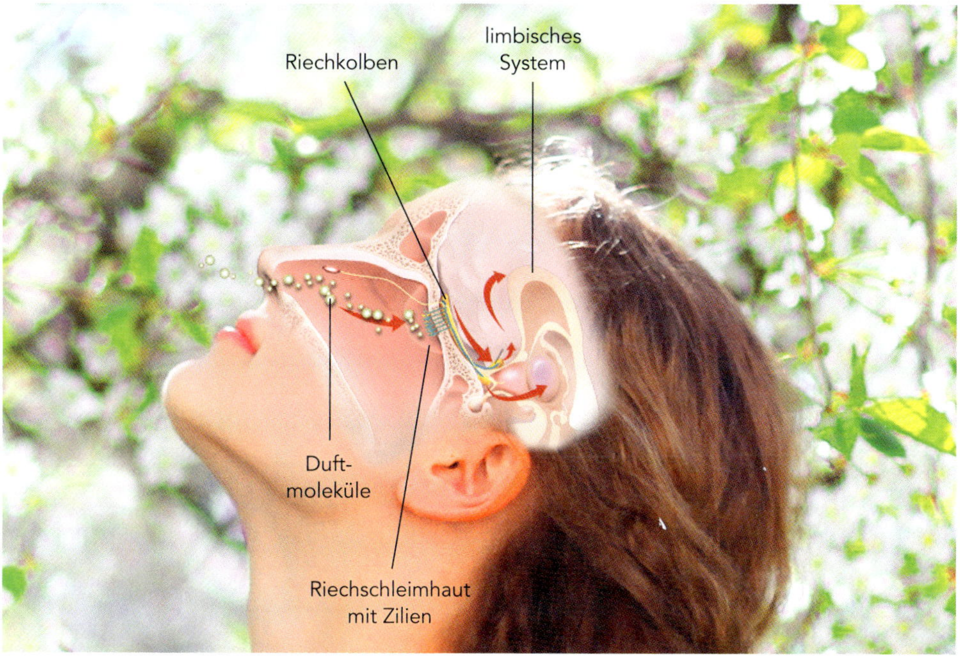

Der Weg der Duftmoleküle von der Nase bis zum limbischen System

Der Geruch, genauer gesagt die Duftmoleküle – die bei den ätherischen Ölen enorm fein sind –, wird in den Riechzellen aufgenommen und verarbeitet, einem kleinen Nervengewebe in der oberen Nasenwand, dem Nasendach hinter der Nasenwurzel. Die Informationen werden über die Zilien in den Riechkolben *(Bulbus olfactorius)*, der im sogenannten Riechhirn liegt, weitergegeben. Im Riechkolben wird die Duftinformation verarbeitet und im Gehirn im limbischen System abgespeichert. Dieses ist der Teil des Gehirns, der für die Entstehung und Verarbeitung von Emotionen sowie für Erinnerungen zuständig ist. Das Ganze funktioniert wie ein Schlüssel-Schloss-System. Stellen Sie sich das limbische System wie eine Apotheke vor. Dort steht ein riesengroßer Apothekerschrank mit unzähligen Schubladen. Kommt ein Duft an, wird genau diejenige Schublade geöffnet, in der dieser Duft und die dazugehörigen Erinnerungen gespeichert sind – ganz egal, wie lange diese Abspeicherung her ist, das Gehirn vergisst keine Gerüche. Die Schublade lässt den Erinnerungsduft heraus und das Gehirn weiß sofort, woher es ihn kennt und ob der Duft als positiv oder negativ abgelegt wurde.

Veränderungen im Alter

Der Geruchssinn ist meist der Sinn, der uns als allerletztes verlässt. Das Riechen funktioniert fast immer bis ins hohe Alter. Alle Düfte, die im Laufe unseres Lebens an uns vorbeigeflogen sind, haben wir aufgenommen und abgespeichert. Das begann schon im Mutterleib. Da wir so unfassbar viele Düfte in uns tragen, reagieren wir ganz spontan und unwillkürlich, wenn uns ein Duft wiederbegegnet. Vielleicht lächeln wir oder rümpfen die Nase, ganz automatisch. Jeder Mensch hat seine ganz persönlichen »guten« und »schlechten« Düfte in sich abgespeichert. Mag ich einen bestimmten Duft, heißt das noch lange nicht, dass Sie ihn auch mögen.

Ist der Geruchssinn gestört, kann das ein schwerer Einschnitt im Leben sein. Menschen, die durch einen Unfall oder eine Krankheit ihren Geruchssinn verloren haben, leiden meist sehr darunter. Auch weil der Geruchssinn eng mit dem Geschmackssinn verbunden ist. So schmeckt alles fad, wenn wir nicht gut riechen können. Das kennen Sie vielleicht von einer Erkältung, wenn die Nase verstopft ist – was Sie auch essen, es schmeckt nicht so gut, wie Sie es sonst kennen. Auch nach einer Operation im Gesicht oder im Schädelbereich kann es zu einer Verletzung der Geruchsnerven kommen. Nach einer längeren Regenerationszeit erholt sich bestenfalls auch der Geruchs- und Geschmackssinn wieder. Stellt er sich nicht mehr ein, kann es auch gefährlich werden, denn man riecht und schmeckt nicht, ob ein Essen verdorben oder die Milch sauer geworden ist.

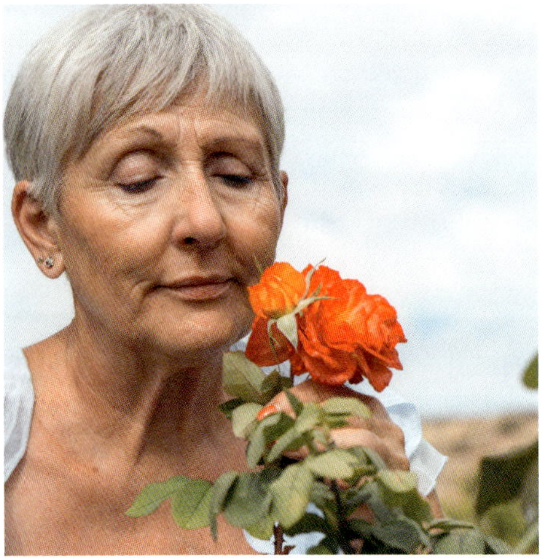

Die Wahrnehmung von Düften verändert sich über die Zeit.

Düfte und Erinnerungen

Düfte und Erinnerungen sind sehr eng miteinander verbunden, wie ich schon angedeutet hatte. Jeder Mensch kann sich an die Düfte der Weihnachtzeit erinnern. Für den einen riecht Weihnachten nach Zimt, Orangen und Tannengrün. Ein anderer verbindet es mit dem Duft von Karpfen blau oder Weihnachtsgans. Weihnachtsdüfte sind häufig warm, süß und wohlig. Es sind Düfte, die das Wohlbefinden nähren. Es gibt aber auch Menschen, die mit Weihnachten keine guten Erfahrungen gemacht haben. Bei ihnen löst der Geruch von Bratapfel und Zimt dann vielleicht schlechte Gefühle aus.

Jeder hat seine ganz eigenen Dufterinnerungen – für jede Lebensphase haben sich die typischen Gerüche geradezu in unser Gedächtnis eingebrannt und versetzen uns in den jeweiligen Moment zurück, wenn wir heute etwas Ähnliches riechen. Ob es der Eintopf ist, den es in unserer Kindheit jeden Samstag bei der Oma gab, oder der Seifengeruch, der immer aus dem Laden an der Ecke strömte, wenn wir dort vorbeigingen. Wenn wir heute so etwas riechen, tauchen sofort die alten Bilder in unserem Kopf auf – oft ohne, dass wir den Auslöser bewusst mitbekommen. Im Alter haben wir natürlich einen besonders reichen Schatz an Erinnerungen, den wir mithilfe der ätherischen Öle auf positive Weise beleben können, um uns an ihm zu erfreuen.

Gerüche können positive, jedoch auch negative Emotionen hervorrufen. Für den einen kann zum Beispiel der Geruch eines Lagerfeuers eine tolle Erinnerung an die Jugendzeit sein – und man erinnert sich, wie man eines Sommers frisch verliebt war. Ein anderer Mensch empfindet diesen Geruch als schmerzhaft und entsetzlich, weil er vielleicht mit einem Hausbrand verbunden ist. Nach vielen gelebten Jahren ist das limbische System mit den unterschiedlichsten Geruchsandenken gefüllt.

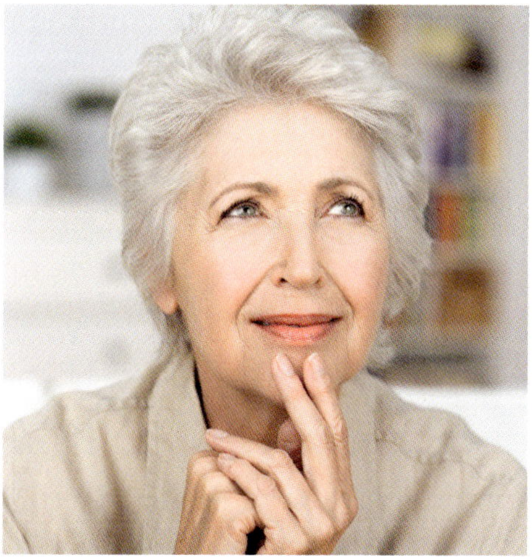

Bestimmte Düfte und Gerüche können auch Erinnerungen wachrufen, die schon sehr lange Zeit zurückliegen.

WELCHE ROLLE SPIELT DER GERUCHSSINN BEI DEMENZ, ALZHEIMER UND PARKINSON?

Unter einer Demenz versteht man die allgemeine Minderung der geistigen Fähigkeiten. Sie zeigt sich in Gedächtnisverlust und Vergesslichkeit, wodurch das alltägliche Leben stark beeinträchtigt wird. Die Demenz beginnt schleichend, Erinnerungsvermögen und Orientierung gehen langsam verloren. Immer mehr Lebensbereiche werden betroffen.

Die Krankheiten Alzheimer und Parkinson sind neurodegenerativer Art. Das bedeutet, dass beide die Gehirnsubstanz betreffen und nicht heilbar sind. Beide Erkrankungen gehen mit einer Demenz einher.

Die Alzheimerkrankheit tritt bei ungefähr 2 Prozent der Menschen über 65 Jahre auf. Bei Parkinson sind es ungefähr 1 Prozent der über 60-Jährigen. Beide sind auch heute noch nicht genau genug erforscht, um eindeutige Auslöser festzumachen. Leider sind beide zudem sehr spät diagnostizierbar und damit dann meistens schon recht weit fortgeschritten. Eine Heilung der betroffenen Nervenzellen ist dann nicht mehr möglich. Die Frühzeichen sind ziemlich unspezifisch, wie Verstopfung oder Schlaflosigkeit, die auch jeden Gesunden zeitweise betreffen können.

Bei Alzheimer kommt es zu Anhäufungen bestimmter Proteine an den Nervenzellen, sodass diese sich verändern, degenerieren und absterben. Natürlich verlieren wir im Alter immer auch die ein oder andere Nervenzelle, werden ein bisschen vergesslich oder tüttelig, jedoch sind es bei der Alzheimerkrankheit beachtlich mehr Nervenzellen und die Symptome nehmen über die Jahre massiv zu. Die Betroffenen vergessen, wie die Routinen des Alltags gehen, wie Zähneputzen, Einkaufen, Kochen und so weiter. Die Hirnregionen, die für das Langzeitgedächtnis verantwortlich sind, werden als Erstes und am stärksten von der Degeneration beeinträchtigt. Das ist auch typisch für eine Demenz, wobei nicht jeder, der eine Demenz hat, gleich eine Alzheimererkrankung haben muss. Bei etwa 60 Prozent der Demenzerkrankten ist Alzheimer dafür verantwortlich.

Bei Morbus Parkinson sieht es etwas anders aus. Hier docken auch fehlerhafte Proteine an bestimmte Hirnzellen an – es sind aber die Zellen, die für die Bewegungsabläufe zuständig sind. Daher kommt es hier zu den typischen Bewegungsstörungen, dem Schütteln, der Bewegungsarmut sowie zu einer Muskelstarre und dem sogenannten Maskengesicht. Zusätzlich wird der Neurotransmitter Dopamin als Botenstoff nicht ausreichend hergestellt, durch diesen Mangel schreitet die Degeneration schneller fort und endet im Spätstadium in einer Demenz. Durch eine hohe Gabe von Dopamin können die Symptome abgeschwächt und das Fortschreiten der Erkrankung verlangsamt werden.

Wie hängt das mit dem Geruchssinn zu tun?

Ein frühes Anzeichen gibt es nun aber doch bei beiden Erkrankungen: Bei über 90 Prozent der Alzheimer- und Parkinsonerkrankten kommt es zu einem Geruchsverlust. Der Geruchssinn ist bei Alzheimer- und Parkinsonerkrankten enorm beeinträchtigt, sehr viel mehr als beim normalen altersbedingten Rückgang bestimmter Fähigkeiten. Es sollte also immer geprüft werden, ob hinter einem auffällig gewordenen Verlust des Geruchssinns eine beginnende Alzheimer- oder Parkinsonkrankheit stecken kann. Natürlich gibt es auch andere Ursachen für den Geruchsverlust. Auch eine über Jahre hinweg manifestierte chronische Schleimhautentzündung der Nasennebenhöhlen oder eine schwere Virusinfektion kann zum Riechverlust führen, ebenso wie ein Trauma am Kopf oder eine Gehirnerschütterung. Welcher Art ein Riechverlust sein könnte, lässt sich unter anderem anhand von Riechtests zumindest ungefähr ausmachen. Während Parkinsonerkrankte im Wahrnehmen und Unterscheiden von Gerüchen stark beeinträchtigt sind, haben Alzheimererkrankte mehr Schwierigkeiten, die Gerüche wiederzuerkennen und sich zu erinnern.

In einer aktuellen Zusammenfassung von wissenschaftlichen Veröffentlichungen zu Riechanreizen, die man Patienten mit Demenz gab, zeigte sich ein positiver Effekt auf das Schlafverhalten, die Essensaufnahme und die allgemeine Ausgeglichenheit. Auch das spricht also für das bereits angesprochene regelmäßige Riechtraining. Insgesamt gibt es ein steigendes wissenschaftliches Interesse in diesem Bereich.[1] Es scheint so zu sein, dass vor allem im Anfangsstadium der Demenz mit milder oder moderater geistiger Einschränkung Behandlungsstrategien ohne Medikamente, zum Beispiel die Aromatherapie oder auch die Musiktherapie, einen positiven Einfluss haben.[2] Trotz eines wachsenden Interesses an der Aromatherapie als unterstützender Behandlung bei Alzheimer fehlt derzeit die Grundlagenforschung, um den genauen Wirkmechanismus dieses Therapieansatzes verstehen zu können.[3] Dennoch führen die Leitlinien der Europäischen Vereinigung Neurologischer Gesellschaften (EFNS) bei der nicht-medikamentösen Behandlung von Alzheimer unter anderem die Aromatherapie auf. Sie sollte, wann immer möglich, gleich zu Beginn, beim Auftreten von ersten Symptomen wie Gleichgültigkeit, Interessenlosigkeit, Abgestumpftheit, Ruhelosigkeit, Schlafstörungen, Reizbarkeit und Wesensveränderungen, eingesetzt werden.[4]

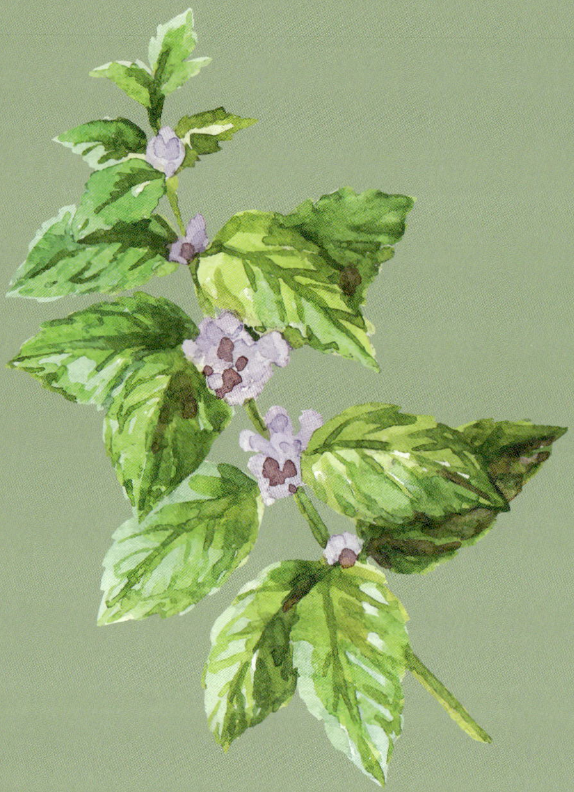

2

Das kleine Einmaleins der Aromatherapie

Lassen Sie mich Ihnen zunächst die praktischen Grundlagen der Aromapflege erläutern, bevor wir dann im Detail auf Möglichkeiten der Unterstützung bei allerlei Beschwerden kommen. Denn Aromatherapie ist so viel mehr, als bloß eine Duftlampe aufstellen – auch wenn das eine Methode sein kann. Die Öle lassen sich individuell mischen und in unzähliger Vielfalt anwenden. Tauchen Sie mit mir ein in eine faszinierende Welt aus duftenden und heilkräftigen Pflanzenstoffen.

Die drei Säulen: ätherische Öle, Basisöle, Hydrolate

Die Aromatherapie oder Aromapflege ruht auf drei Säulen. Die erste Säule bilden die ätherischen Öle. Diese hochkonzentrierten Pflanzenstoffe sind das Essenzielle der Pflanzen und spielen aufgrund ihres intensiven Dufts eine ganz besondere Rolle in der Aromatherapie.

Die zweite Säule bilden Pflanzenwässer. Ätherische Öle werden am häufigsten über Wasserdampfdestillation hergestellt. Bei dieser Herstellungsform entstehen als Nebenprodukt diese Pflanzenwässer, auch Hydrolate genannt. Das Hydrolat eignet sich besonders gut als Pflege für ältere Menschen. Hydrolate besitzen nur einen kleinen Anteil des hochkonzentrierten ätherischen Öls und wirken deshalb sanfter.

Die dritte Säule der Aromatherapie sind die fetten Pflanzenöle. Diese Basisöle werden als Träger für die ätherischen Öle eingesetzt. Aber auch als Einzelöl haben sie schon sehr gute pflegerische Eigenschaften. Sei es ein sehr gut verträgliches Mandelöl oder ein schmerzstillendes, entzündungshemmendes Johanniskrautöl. Genauer stelle ich Ihnen ab Seite 34 die wesentlichsten der fetten Pflanzenöle vor.

Alle drei Säulen zusammen bilden die Aromatherapie, die in der Pflege von Altersbeschwerden und allgemein bei alternder Haut wirklich Wunder vollbringen kann.

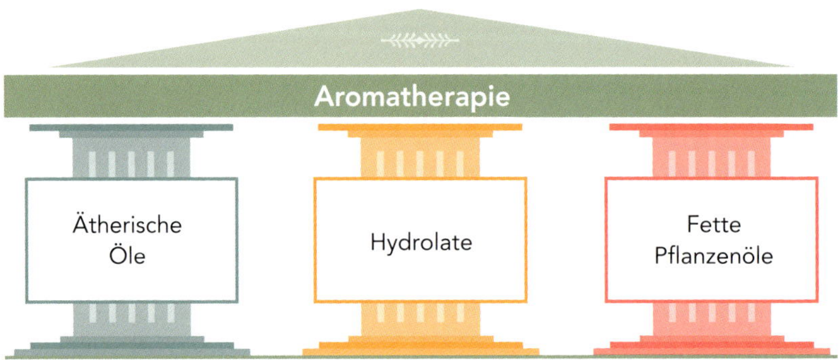

Zur Aromatherapie gehören nicht nur ätherische Öle, sondern auch Pflanzenwasser und fette Öle.

Ätherische Öle

Ätherische Öle sind hochkonzentrierte Pflanzenstoffe. Sie dienen der Pflanze zum Anlocken von Insekten, zur Verteidigung gegen Fressfeinde, zur Speicherung von Sekreten und zur schnellen Heilung von Verletzungen. Ätherische Öle besitzen eine hohe Zahl von Inhaltsstoffen, es sind Vielstoffgemische. Ihre chemische Zusammensetzung unterscheidet sie von synthetischen Duftstoffen.

Es gibt verschiedene Herstellungsformen, wobei die Wasserdampfdestillation am weitesten verbreitet ist. Daneben gibt es noch die Pressung aus den Zitrusschalen und die Alkohol- und Hexanextraktion, meistens bei zarten Blütenölen und Harzen angewendet.

Die Wasserdampfdestillation ist ein physikalischer Vorgang, bei dem durch heißen Dampf die Duftmoleküle aus den Pflanzenteilen herausgelöst werden. Über eine Kühlspirale abgekühlt, trennt sich am Ende das ätherische Öl vom Hydrolat, dem Pflanzenwasser. Da ätherische Öle eine geringere Dichte haben als Wasser, schwimmen sie auf dem Pflanzenwasser und können so leicht abgetrennt und in kleine, dunkle Flaschen abgefüllt werden.

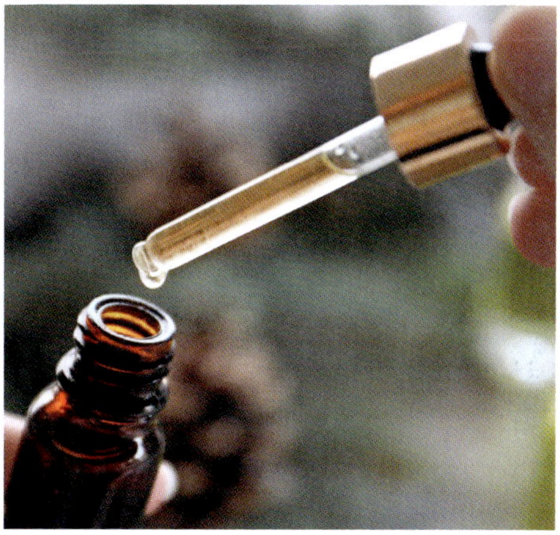

In jedem Tropfen ätherischen Öls steckt viel Zeit und Mühe.

Bei der Anwendung der Wasserdampfdestillation werden große Unterschiede bei der Verarbeitung der verschiedenen Pflanzen gemacht. So werden zum Beispiel die Blätter der Rose zweimal aufgekocht und destilliert. Dazu füllt man in das gleiche Wasser, welches zum Kochen gebracht wurde, ein zweites Mal Rosenblüten und kocht diese noch einmal auf. Ein langer Prozess, der Fingerspitzengefühl und Erfahrung erfordert. Bei den Nadelgehölzen wie der Zirbelkiefer benötigt man viel mehr Druck und Zeit. Hier werden alle Teile des Baums – die Nadeln, die Zapfen, das Holz und die Rinde – destilliert. Das dabei entstandene Pflanzenwasser wird häufig für Saunaaufgüsse benutzt, anders als das Rosenwasser, welches man gerne zur Gesichtspflege sowie zur Pflege von empfindlicher Haut anwendet.

DIE UNTERSCHIEDLICHEN CHEMOTYPEN

Der Charakter eines ätherischen Öls hängt nicht nur von seiner Ursprungspflanze ab – auch die Anbauregion hat einen Einfluss auf die Konstitution ein und derselben Stammpflanze. Je nach Bodenbeschaffenheit, Sonneneinstrahlung und auch Erntezeit können die Inhaltsstoffe variieren, was sich auf die Ölgewinnung auswirkt. So verfügt ein Strauch an einem Ort mit wenig Regen und viel Sonne über eine andere biochemische Zusammensetzung als ein Strauch der gleichen Gattung, der viel Wasser und weniger Sonne abbekommt. In diesem Buch werden Ihnen die folgenden vier Chemotypen begegnen: Cineol, Kampfer, Linalool und Thymol. Mit den unterschiedlichen Eigenschaften gehen auch unterschiedliche Wirkweisen einher, weshalb der Anwendungsbereich variiert. So kann Rosmarin den Typ Cineol, aber auch den Typ Kampfer haben – je nachdem, woher er kommt. Dies wird auf Seite 135 (»Ein paar Worte zu Rosmarin«) noch einmal genauer ausgeführt.

Hydrolate

Pflanzenwässer entstehen bei der Wasserdampfdestillation als wunderbares Nebenprodukt. Hydrolate sind nicht mit ätherischen Ölen zu vergleichen, denn ihre Inhaltsstoffe sind weitestgehend anders. Nur ein kleiner Anteil vom ätherischen Öl ist auch im Hydrolat zu finden, deshalb eignen sich Hydrolate sehr gut für besonders sensible Einsatzgebiete und eben auch für die Pflege sehr alter Menschen. Manchmal duften sie sogar anders als das ätherische Öl. Das muss man wissen, denn nicht selten wird ein Pflanzenwasser als verdorben eingeschätzt, aber es riecht einfach nur anders als erwartet.

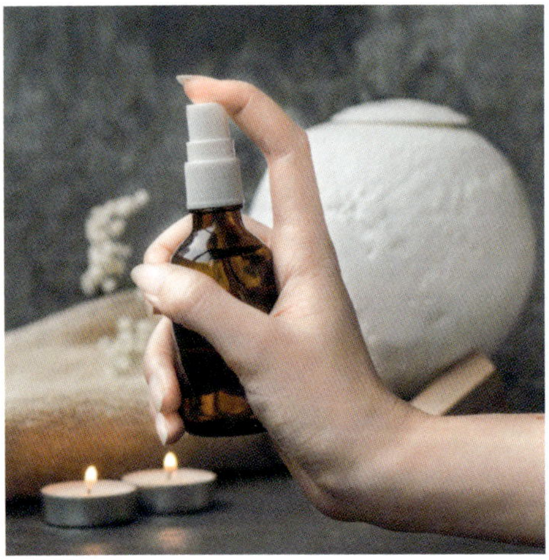

Hydrolate sind sehr zart in ihrer Beschaffenheit und in ihrem Duft.

Hydrolate sehr gut verträglich und in der Anwendung einfach und leicht, wie Sie in den Rezepten ab Seite 53 noch sehen werden.

Basisöle

Die dritte Säule der Aromatherapie sind die fetten Öle. Sie stellen in der Aromatherapie die Basisöle dar und entstehen durch die Pressung von Nüssen, Samen oder Blüten, aber auch durch Mazeration. Mazerate, auch Auszüge genannt, gewinnt man durch das Einlegen von Blüten, Blättern oder Stängeln in einem fetten Öl. Nach einer gewissen Zeit, häufig an einem warmen Ort in der Sonne, haben sich die fettlöslichen Wirkstoffe der Pflanze in das Öl übertragen, wie zum Beispiel beim Johanniskrautöl, das dann auch Rotöl genannt wird. Dort wanderte innerhalb von vier bis sechs Wochen das rote Hypericin des Johanniskrauts in das Olivenöl und färbte es rot.

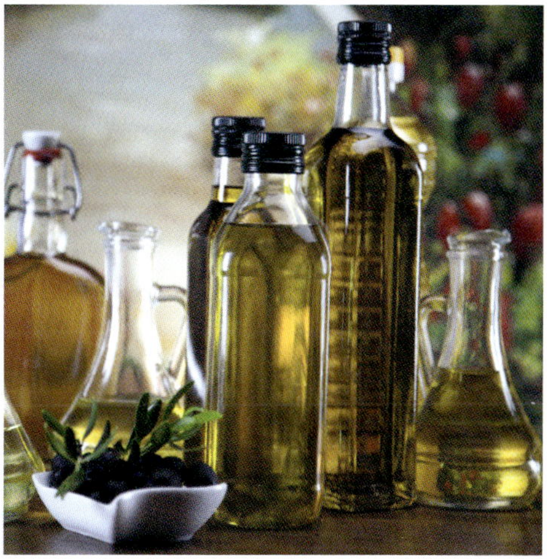

Die meist fetten Basisöle nähren und pflegen die Haut zusätzlich.

Die Basisöle bilden die Grundlage aller Ölmischungen. Durch die Kombination von fetten und ätherischen Ölen ergeben sich besonders vielfältige, pflegende und heilende Anwendungsmöglichkeiten.

Wirkweisen der heilsamen Düfte

Ätherische Öle riechen faszinierend gut – aber sie wirken nicht nur über die Nase. Auch die Haut ist entscheidend und bei manchen Anwendungen ebenfalls die Schleimhäute, die die Wirkstoffe der Aromakünstler in den Körper eindringen und dort wirken lassen, wo sie gebraucht werden.

Das Zusammenspiel der Haut und des Geruchssinns

Die Aufnahme über die Haut ist einer der wichtigsten Wege in der Aromatherapie. Wie gut die ätherischen Öle von der Haut aufgenommen werden, richtet sich nach der Hautbeschaffenheit, die auch von unserem Alter abhängt, nach der Hautdicke, der Gesundheit und der Temperatur.

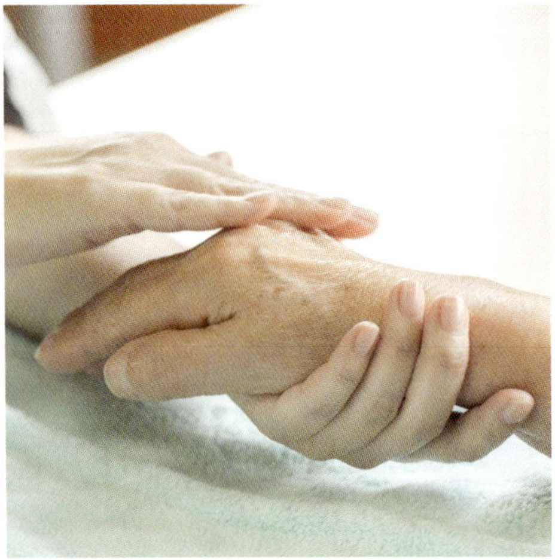

Vor allem trockene Haut braucht besondere Pflege, um die Schutzfunktion aufrecht zu erhalten.

Vor allem ist sie ein Schutzschild gegen Umwelteinflüsse. Unsere menschliche Haut besteht aus drei Teilen, der Oberhaut *(Epidermis)*, der Lederhaut *(Dermis)* und der Unterhaut *(Subkutis)*. Die oberste Schicht, die Epidermis, auch Außenhaut genannt, erneuert sich regelmäßig und bildet einen Säureschutzmantel. Dieser kann durch pflegende Öle positiv beeinflusst und lange gesunderhalten werden. Ätherische Öle bestehen aus lipophilen, also fettlöslichen, und hydrophilen, also wasserlöslichen, Inhaltsstoffen. Sie können dadurch sehr gut von der Epidermis aufgenommen werden. Besonders behaarte Haut und Haut mit einem hohen Anteil an Schweißdrüsen nimmt ätherische Öle, Hydrolate und fette Öle sehr gut auf.

Ist die Pflegemischung aus ätherischem und fettem Öl durch die erste Hautschicht gedrungen, wird sie in der Lederhaut von den Schweißdrüsen, Talgdrüsen, Haarwurzeln und Nervenzellen, aber auch über die Lymph- und Blutgefäße resorbiert. Unter der Lederhaut befinden sich in der Subkutis, der Unterhaut, die Fettzellen und Blutbahnen. Hier werden die Inhaltsstoffe der ätherischen Öle weitertransportiert, um an den Orten im Körper zu wirken, wo sie hilfreich sind. Durch die schnelle Aufnahme können die richtigen ätherischen und fettenden Öle die Oberfläche vor Schäden und einem Eindringen von Mikroorganismen schützen. Hat man sich zum Beispiel an der Hand verletzt, lässt sich mit dem ätherischen Öl des Lavendels die Blutung sofort stillen, der Schmerz wird gelindert und man verhindert eine eventuell nachfolgende Infektion.

Oft ist bei älteren Menschen eine Pergamenthaut entstanden, weil die Haut nicht mehr so schnell regeneriert. Allein damit ist auch das Immunsystem schon schwächer. Sowohl für die Haut als auch für das Immunsystem aber kann die Aromatherapie besonders viel tun.

Die Schleimhaut ist gesondert zu betrachten, denn über die Schleimhäute können ätherische Öle, Hydrolate und fette Öle noch schneller aufgenommen werden. Wir nutzen diese positive Wirkung bei der Mundschleimhaut, der Bronchialschleimhaut sowie der Schleimhaut im Urogenitaltrakt. Diese Schleimhäute werden in der zweiten Hälfte des Lebens dünner und trockener. Deshalb ist es gut, sie zu beobachten und extra zu behandeln (siehe Seite 99).

TIPPS

- Es dürfen nur wenig ätherische Öle pur auf die Haut aufgetragen werden. Es kann sonst zu Hautreizungen kommen. Ab Seite 53 bei den detaillierten Anwendungen erfahren Sie, welche Öle auch pur genutzt werden können.
- Die Aufnahme der Wirkstoffe wird verbessert, wenn die Haut zuvor befeuchtet wird.

Die kraftvolle Wirkung der Düfte

Den Weg eines Dufts über die Nase, den Riechkolben und das limbische System habe ich Ihnen schon beschrieben (siehe Seite 12). Nun schauen wir uns die Wirkung der ätherischen Öle im limbischen System und auf der emotionalen Ebene an.

Die Duftinformation gelangt direkt in das limbische System und aktiviert von dort aus weitere Zentren des Gehirns, die ebenfalls für das Erinnern und die Emotionen, aber auch für die Belohnung zuständig sind – wenn wir einen guten Duft wahrnehmen, schüttet das Gehirn Glückshormone aus, was vom Körper als Belohnung erlebt wird. Diese Zentren reagieren sofort mit den Aussagen »Das habe ich noch nie gerochen«, »Das kenne ich von früher, und zwar erinnert es mich an dies und das« oder »An irgendetwas erinnert mich der Duft, ich weiß aber grad nicht, an was«. Die zugehörigen Emotionen werden in Sekundenschnelle freigeschaltet und beeinflussen unseren Umgang mit der jeweiligen Situation, in der wir den Duft wahrnehmen.

Das limbische System arbeitet eng mit dem vegetativen Nervensystem zusammen, das unter anderem für Schlaf, Atmung, Kreislauf und Stoffwechsel verantwortlich ist. Es kann von ätherischen Ölen sehr positiv beeinflusst werden. So können angstlösende Duftstoffe den Herzschlag und die Atmung entspannen. Das ätherische Öl Jasmin hat zum Beispiel eine angstlösende und schlaffördernde Wirkung. Auch das Verdauungssystem kann durch ätherische Duftstoffe angeregt werden. Sie sind sehr vielfältig einsetzbar, wie Sie ab Seite 27 noch sehen werden. Diese enge Verknüpfung von vegetativem Nervensystem und der Verarbeitung von Duftstoffen im Gehirn machen wir uns in der Aromatherapie und Aromapflege zunutze.

Aromatherapie auf der seelischen und körperlichen Ebene

Man kann mit der Aromatherapie beide Ebenen, die seelische und die körperliche, gleichzeitig positiv beeinflussen. Haben wir beispielsweise Bauchschmerzen, sind wir natürlich auch seelisch nicht in Bestform. So können ätherische Öle gewählt werden, die den Bauch entkrampfen und gleichzeitig auch unsere Seele entspannen und uns die Angst nehmen. Wie viel Unterstützung wir auf der körperlichen und wie viel wir auf der seelischen Ebene benötigen, kann ganz unterschiedlich sein. Viele Öle können beides positiv beeinflussen, sodass wir gar nicht wissen müssen, wo genau unsere größte Schwachstelle im Moment liegt. Oder wir mischen ätherische Öle zusammen, von denen die einen die physische Ebene und die anderen die seelische Ebene verstärkt im Blick haben.

Lassen Sie mich das an einem Beispiel verdeutlichen. Nehmen wir an, eine ältere Dame sortiert noch beim Rausgehen aus dem Supermarkt ihre Geldscheine. Während sie weiterläuft, ist sie ausschließlich auf ihren Geldbeutel konzentriert. Darum achtet sie nicht auf den Gehweg, macht einen falschen Schritt und knickt mit dem Fuß um. Sie erschrickt sehr und ärgert sich über ihre Unachtsamkeit. Der Fuß schwillt an, schmerzt und wird blau. Noch Tage später ärgert sie sich über die Situation, die sie hätte verhindern können, wenn sie im Supermarkt zuerst alles in Ruhe eingepackt und das Geld sortiert hätte und dann erst losgelaufen wäre. Dann hätte sie konzentriert gehen und auf den Bürgersteig achten können.

Würde ich diese Frau mit ätherischen Ölen behandeln dürfen, würde ich die Duftstoffe so wählen, dass sowohl die körperliche als auch die emotionale Ebene Linderung erfahren. Eine Mischung aus Lavendel, Teebaum,

Immortellenhydrolat, Kamille blau und Rosengeranie würde ich in ein gutes Mandelöl geben und den angeschwollenen Knöchel damit einreiben. All diese ätherischen Öle wirken psychisch stärkend, tröstend, angstlösend, entspannend, ausgleichend und stabilisierend. Zugleich verfügen sie über stark entzündungshemmende, wundheilungsfördernde, zellregenerierende, schmerzlindernde, desinfizierende sowie durchblutungs- und lymphabflussfördernde Eigenschaften. Beide Ebenen, die körperliche und die psychische, lassen sich so gleichzeitig mit ein und derselben Aromatherapiemischung behandeln, und die der alten Dame hilft, dass der Fuß gesund wird und ihr Ärger schnell verfliegt.

Anwendungsmöglichkeiten der Aromatherapie

Es gibt viele Möglichkeiten, ätherische Öle anzuwenden. Je nach Situation oder Beschwerde kann man zwischen verschiedenen Alternativen wählen, um Schmerzen, Stress oder andere Probleme zu mindern. Im Folgenden finden Sie eine Zusammenstellung einfacher Anwendungsmöglichkeiten und Handhabungen, wobei ich mit denen beginne, die die Wirkstoffe über die Haut in den Körper bringen. Diese Anwendungsmethoden sind die Grundlagen für den Praxisteil mit Rezepten in Kapitel 3.

Direkt über die Nase: der emotionale Weg

Die klassische Aromatherapie findet über den Geruchssinn statt. Dabei kann ein einziger Tropfen eines ätherischen Öls eine enorme Wirkung erzielen, tatsächlich durch den bloßen Duft. Sie können diesen Tropfen auf ein Taschentuch, Ihren Schal oder auch das Kopfkissen geben und sofort von seiner Wirkung profitieren. Aber es gibt auch verschiedene Möglichkeiten, Räume zu beduften.

Achtung: Manche ätherischen Öle, zum Beispiel Zitrusdüfte, Kamille blau und Schafgarbe, färben unschön ab. Sie sollten sie nicht auf die Kleidung oder Stoffe geben, die Ihnen lieb sind.

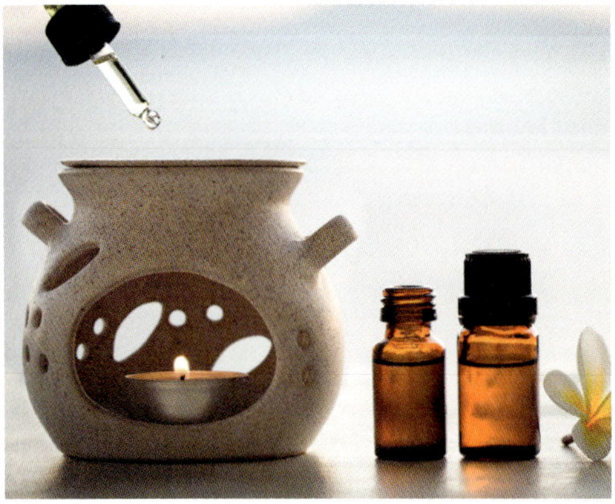

Die Duftlampe ist der Klassiker der Aromatherapie.

Duftlampe

Die klassische Duftlampe wird mit einem Teelicht betrieben. Wählen Sie die Verdunstungsschale nicht zu klein, sie muss genügend Wasser aufnehmen können. Auf das Wasser werden die ätherischen Öle getropft. Durch die Wärme der Kerze verdampft das ätherische Öl und beduftet so herrlich das Zimmer.

TIPP

Achten Sie immer auf die Wassermenge. Die Schale darf nie austrocken, sonst verbrennen die ätherischen Öle, es stinkt fürchterlich und die Lampe ist nicht mehr zu verwenden.

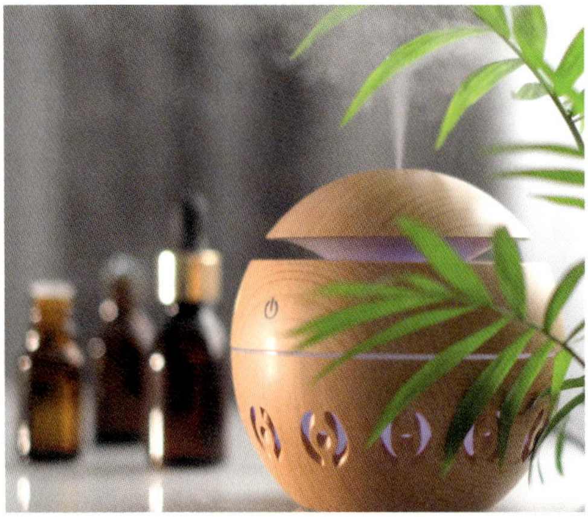

Diffuser eignen sich besonders für größere Räume.

Diffuser

Ein Diffuser ist ein elektrischer Duftvernebler. Durch seine Ultraschallmembran werden größere Räume schnell beduftet und die ätherischen Öle wirken in kürzester Zeit. Vernebler haben den Vorteil, dass man nicht ständig aufpassen muss, ob genügend Wasser im Behälter ist. Die meisten schalten sich nach einer gewissen Zeit aus, die Sie einstellen können.

TIPP

Durch die Verdampfung von Wasser feuchten Sie gleichzeitig die Raumluft an. Das ist besonders im Winter von Vorteil, wenn die Luft in Innenräumen durch die Heizung sehr trocken werden kann.

Duftsteine

Duftsteine sind kleine, meist steinerne Duftträger in verschiedenen Formen. Sie träufeln ätherische Öle darauf und erzielen so eine Wirkung für relativ kleine Räume. Sie können den Duftstein auch bei sich tragen und den Geruch bewusst einatmen, wenn Sie in eine schwierige Situation kommen. Duftsteine sind somit für zu Hause und unterwegs geeignet.

Duftmemorys

Als kleine Erinnerungen an einen guten Duft eignen sich Filzanstecker oder -aufkleber. Sie sind auch als Einschlafhilfe günstig. Filz ist saugfähig und kann immer wieder verwendet werden. Auch für das tägliche Riechtraining eignen sich die Duftmemorys (siehe Seite 167).

Raumsprays

Eine besonders schnelle Form der Beduftung bieten Raumsprays. Die kauft man fertig, meistens mit Duftmischungen, und sprüht sie in den Raum. Die Nase nimmt das Aroma blitzartig auf und es zeigt sofort seine positive Wirkung. Die Düfte verfliegen allerdings auch sehr schnell, schneller, als wenn sie mit einer Duftlampe oder einem Diffuser verteilt werden. Für eine kurze, prompte Beduftung eignen sich die Raumsprays aber ziemlich gut.

Behandlung über die Haut

Während sich die emotionale Ebene am besten über den Geruchssinn erreichen lässt, haben ätherische Öle auch auf die Haut aufgetragen einen sehr wirkungsvollen Effekt. So lassen sich physische Beschwerden – sowohl oberflächlich auf der Haut, als auch tiefer im Gewebe und in den Gelenken – mit der richtigen Anwendung behandeln. Hier geht es also erst einmal um die Techniken, wie Sie ätherische Öle nutzen können.

Waschungen

Bei einer Waschung ersetzen Sie Seife oder Duschbad gegen eine Mischung mit einem ätherischen Öl. Hierzu eignet sich eine kleine Zehn-Gramm-Kaffeesahnedose ideal als Emulgator. Je nach Zweck – soll

TIPP

Eine nachfolgende Hautpflege ist nicht unbedingt nötig, da die Sahne sehr schön fettend und als Pflege ausreichend ist.

beruhigt werden, nimmt man fünf Tropfen Lavendel, soll erfrischt werden, nimmt man drei Tropfen Rosmarin – wird das ätherische Öl in die Kaffeesahne getropft. Das Gemisch kommt in eine mit warmem Wasser gefüllte Schüssel, wird verrührt und Sie können direkt mit der Waschung anfangen.

Wadenwickel

Beim Wickel können Sie direkt das Wasser-Öl-Gemisch von der Waschung nutzen, es sollte jedoch kühler als die eigene Körpertemperatur sein. Für einen Wadenwickel bei Fieber nehmen Sie Kaffeesahne als Emulgator und geben zwei Tropfen des kühlenden Pfefferminzöls oder drei Tropfen Zitronenöl, das ebenfalls eine kühlende Wirkung hat, in das Wasser. Sie tauchen einen Waschlappen oder ein kleines Handtuch in Wasser, wringen es aus und wickeln es um die Waden. Ein trockenes, größeres Handtuch wickeln Sie noch drum herum. Wenn der Wickel warm geworden ist, wird er wieder ins Wasser getaucht und neu angelegt. So oft wiederholen, bis das Fieber sinkt.

TIPP

Beim Wadenwickel sollten Sie kein eiskaltes Wasser nehmen. Das kann den Kreislauf zu sehr belasten. Wasser mit Körpertemperatur reicht völlig aus, um das Fieber zu senken.

Handwickel

Für einen Handwickel tauchen Sie ein kleines Handtuch oder einen Waschlappen in die gleiche Mischung wie bei der Waschung, wringen es aus und wickeln es um die Hand. Sie können den Waschlappen aber auch anfeuchten, mit dem ätherischen Öl beträufeln und dann um die Hand wickeln.

Einreibungen

Wählen Sie zuerst die ätherischen Öle und das Pflanzenöl aus, je nachdem, welchen Zweck die Einreibung erfüllen soll. Für eine tiefere Atmung werden gern ätherische Nadelbaumöle mit Mandelöl vermischt. Dann auf den Rücken und auf die Brust langsam in kreisenden Bewegungen auftragen. Die Ölmischung entfaltet ihre Kraft, während sie über die Haut aufgenommen wird und zu den Atmungsorganen vordringt. Die Atmung wird stimuliert, sie wird tiefer.

Die Einreibung von Gelenken und Muskulatur erfolgt ebenfalls mit einem schönen Basisöl und den entsprechenden ätherischen Ölen, siehe ab Seite 20. Vorsichtig wird die Mischung auf die Gelenke oder Muskeln aufgetragen und sanft einmassiert.

TIPP

Bitte beachten Sie, dass sich durch die ätherischen Öle hartnäckiger Schleim lösen kann, der dann abgehustet wird. Deshalb sollten Sie die Einreibung nicht kurz vor dem Zubettgehen anwenden. Auch nicht, wenn Sie die Gelenke einreiben, denn die entsprechenden ätherischen Öle sind anregend, was einen guten Schlaf verhindern kann.

Auflagen

Für Auflagen kann man Wattepads, Kompressen, Waschlappen oder kleine Handtücher benutzen. Diese werden mit einer Wasser-Öl-Mischung befeuchtet und auf die Hautstellen gelegt. Je nach Bedarf kann noch ein Tuch oder eine Wärmflasche darübergelegt werden.

Kompressenauflagen

Hierbei handelt es sich um Mullauflagen auf einer großen Wunde. Die Kompressen werden dafür im fetten Öl getränkt, danach werden die ätherischen Öle aufgetropft und das Ganze wird vorsichtig auf die offene Wunde gelegt.

TIPP

Auf sehr schmerzhafte Wunden kann vorsichtig eine mit einem Hydrolat besprühte Kompresse gelegt werden. Die Hydrolate der Melisse, des Teebaums oder des Lavendels eignen sich besonders gut.

Massagen

Aromamassagen sind eine natürliche Heilmethode, der immer mehr Beachtung geschenkt wird. Egal, ob man die Hände, die Füße, den Rücken oder den ganzen Körper massiert, es ist immer eine Wohltat für den Körper und die Seele. Der gesamte Organismus wird positiv beeinflusst. Aromamassagen sind nicht nur kurzfristig wohltuend, sondern helfen auch langfristig gegen den Stress des Alltags und lindern vielfältige

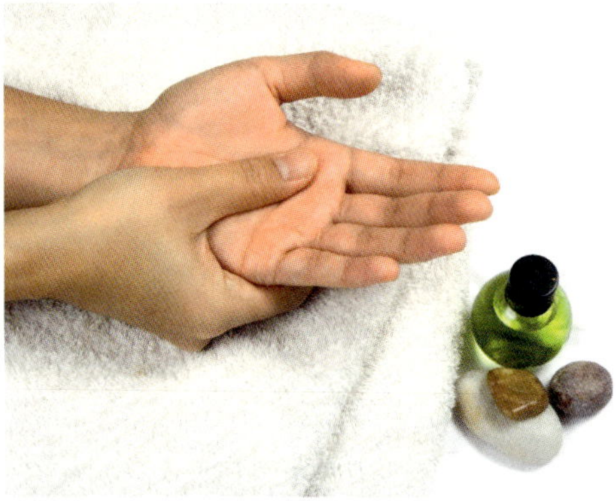

Durch das Einreiben und die Wärme des Hautkontakts können die Inhaltsstoffe der Öle die Hautbarriere noch besser durchbrechen.

Beschwerden. So können Sie mit den passenden Ölen die müden, schon viele Jahrzehnte benutzten Gelenke und Muskeln unterstützen. Sie werden besser durchblutet und transportieren dadurch auch Schlacken schneller ab. Sogar die inneren Organe werden angeregt oder beruhigt (je nach Öl und Massagetechnik). Der Körper kann wieder in sein Gleichgewicht finden, sodass Sie auch im Alter mit ihm im Reinen sein können.

Eine tägliche kurze Massage der Hände, Waden, Füße oder des Bauchs kann man ganz einfach zwischendurch selbst durchführen, zum Beispiel beim Fernsehen, während des Zähneputzens, im Bus (jedenfalls die Hände) oder beim Telefonieren.

Vollbäder

Für ein Vollbad eignet sich als Emulgator Salz, Kaffeesahne oder ein fettes Öl wie Mandelöl. Darin können Sie ein paar Tropfen eines ätherischen Öles einrühren. Füllen Sie dann die Badewanne mit nicht zu heißem Wasser, 36 bis 38 Grad sind gut. Ein Gemisch mit Salz oder Kaffeesahne löst sich im Wasser einfach auf. Das Badeöl hingegen wird auf dem Wasser schwimmen. Liegen Sie in der Wanne, können Sie das Öl wunderbar auf der Haut verteilen. Sie nimmt es besonders gut auf, weil sie feucht ist.

TIPP

Nach einem Bad mit Salz sollten Sie sich lauwarm abduschen. Das ist nicht nötig, wenn Sie ein Badeöl oder Kaffeesahne benutzt haben. Das duftende Wasser ohne Salz können Sie nachher (abgekühlt) gern zum Blumengießen verwenden. Das geht auch, wenn Sie ein Öl benutzt haben, das sehr gut von der Haut aufgenommen wurde.

Hand- und Fußbäder

Es muss nicht immer ein Vollbad sein. Auch ein Bad der Hände oder Füße ist eine besonders schnelle und wirksame Pflege. Dafür füllen Sie eine Schüssel mit warmem Wasser. In ein kleines Gefäß geben Sie 20 Gramm Salz, tropfen das ätherische Öl darauf und mischen das Salz mit dem Wasser in der Schüssel. Auch hier kann statt Salz Kaffeesahne benutzt werden.

Dampfbäder

Ein Dampfbad kommt immer dann zum Einsatz, wenn die Nase dicht ist. Es kann ein Emulgator, Salz zum Beispiel, benutzt werden. Das muss aber nicht sein, da die ätherischen Öle nicht über die Schleimhaut aufgenommen werden sollen. Sie benötigen eine Schüssel, kochendes Wasser, ätherische Öle und ein Handtuch. Gegebenenfalls Taschentücher bereitlegen, es kann sich viel Schleim lösen.

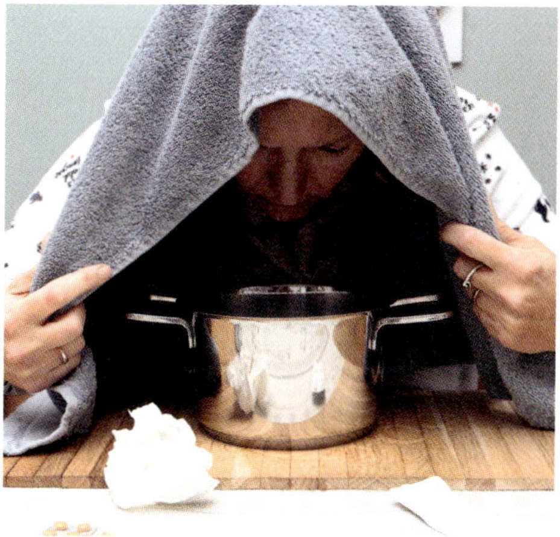

Der Wasserdampf transportiert die ätherischen Moleküle noch schneller und effektiver und löst festsitzendes Nasensekret.

In die Schüssel kommen zuerst die ätherischen Öle, dann das dampfende Wasser. Warten Sie den ersten, sehr heißen Dampf ab, danach halten Sie vorsichtig das Gesicht über die Schüssel und legen sich das Handtuch über den Kopf. Bleiben Sie 15 bis 20 Minuten unter dem Handtuch. Gern zwischendurch die Nase putzen, wenn das nötig wird.

TIPP

Lassen Sie die Schüssel mit der ätherischen Öl-Wasser-Mischung noch 24 Stunden in der Wohnung stehen. Das Aroma wirkt noch lange nach. Vor allem im Schlafzimmer können die Öle in der Luft nachts zu einer freieren Nase und somit zu besserem Schlaf verhelfen.

Die Anwendungen in diesem Buch

Sie sehen, es gibt eine ganze Bandbreite an Möglichkeiten, die Aromatherapie für sich zu nutzen. Für eine bessere Orientierung werden die Rezepte ab Seite 53 mit einem Symbol gekennzeichnet. So können Sie ganz schnell und unkompliziert die richtige Mischung finden, egal, ob Ihnen nach einem wohtuenden Vollbad ist oder Sie den Raum beduften wollen.

Bademischung	Pure Verwendung
Roll-on	Massage
Einreibung	Duftlampe
Spray	Auflage oder Kompresse
Dampfbad	Fußbad

Basisöle: pflegend und schützend

Die Basisöle sind ein sehr wichtiger Bestandteil aromatherapeutischer Behandlungen über die Haut. Ein gutes Basisöl – ich spreche hier von »fetten Ölen« im Unterschied zu den »ätherischen Ölen« – zeichnet sich einerseits durch seine Inhaltsstoffe, aber auch durch die Herstellungsform aus. Die Öle sind in der Aromatherapie nicht nur Trägersubstanzen, sondern bringen selbst kraftvolle Bausteine mit ein, die enorm wichtig für unsere menschlichen Zellen sein können. Die Pflanzenöle allein können schon Heil- und Hautpflegeöle sein. Ein gut gewähltes fettes Basisöl plus die gesundheitsfördernden ätherischen Öle und die richtige Anwendung – damit können Sie viel bewirken.

Basisöle sind Stoffwechselprodukte der Pflanzen. Alle Pflanzen produzieren Öle, allerdings in unterschiedlichsten Konzentrationen und Mengen. Nüsse,

Kerne, Samen und Keimlinge enthalten viel fettes Öl. Einige haben einen Eigengeruch, manche eignen sich zum Massieren, andere werden schneller ranzig und noch mal andere müssen mazeriert werden: Sie benötigen ein Trägeröl, in dem Teile der Pflanze angesetzt werden. So ist es zum Beispiel beim sogenannten Johanniskrautöl. Dafür lässt man Blüten, Knospen und Zweige des Johanniskrauts in Öl einige Zeit an einem warmen Ort ziehen. Die ätherischen Öle sind Vielstoffgemische, die fetten Öle sind Wenigstoffgemische. Lassen Sie uns einige davon näher betrachten.

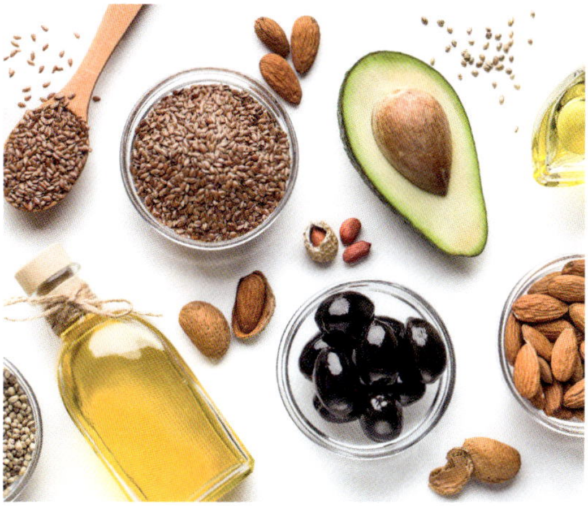

Es gibt unterschiedlichste Basisöle und jedes von ihnen verfügt über seine ganz besondere Eigenschaft und Wirkung.

Mandelöl

Der Klassiker unter den fetten Basisölen ist das Mandelöl, *Prunus amygdallus* var. *dulcis*, Rosaceae. Hier ist das Mandelöl des süßen Mandelbaums gemeint, nicht der Bittermandel. Das sehr kostbare Hautpflegeöl wird durch die Kaltpressung der Samen hergestellt und ist besonders gut für Massagen geeignet. Außerdem besitzt Mandelöl sehr wenig Eigengeruch – für Ölmischungen ausgezeichnet. Es hilft besonders bei trockener, spröder, rissiger und sensibler Haut. Mandelöl ist zudem sehr gut hautverträglich und pflegt die Haut aller Altersgruppen. Bei älteren Menschen mit Pergamenthaut hat es eine stabilisierende und stärkende Wirkung. Zu all dem noch dazu ist Mandelöl sehr lange haltbar.

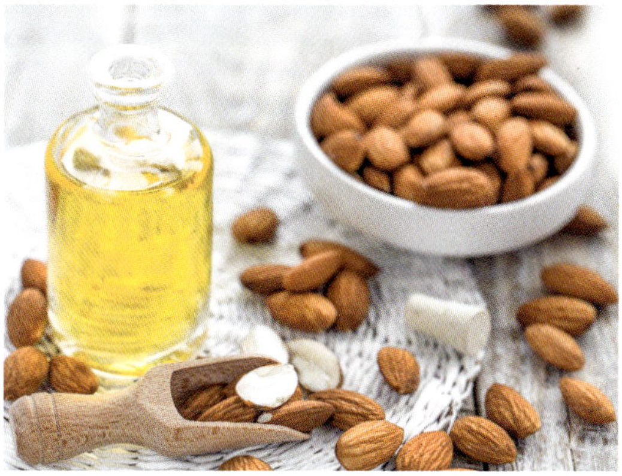

Das Öl der süßen Mandel ist so vielfältig, dass es das Allroundtalent der Basisöle ist.

Olivenöl

Das Öl der Früchte von *Olea europaea,* Oleaceae, schmeckt nicht nur gut und ist gesund, sondern gibt unserer Haut auch äußerlich die nötige Pflege. Für die Aromatherapie und -pflege sollte es unbedingt ein natives, kaltgepresstes Öl sein. Olivenöl ist durch den hohen Anteil an einfach ungesättigten Fettsäuren ausgesprochen hautregenerierend und durchblutungsfördernd. Es eignet sich besonders gut für trockene und schuppige Altershaut, aber auch gestresste und empfindliche Haut profitiert. Für schmerzende Gelenke kann Olivenöl ebenfalls genommen werden. Das Olivenöl hat einen starken Eigengeruch. Es ist circa ein Jahr haltbar.

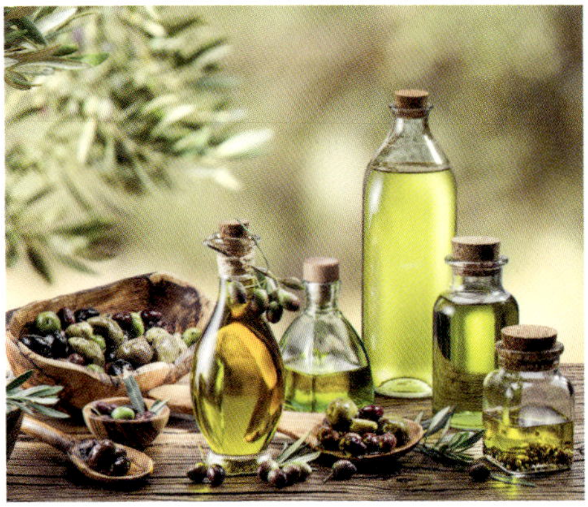

Kaltgepresstes Olivenöl eignet sich nicht nur zum Verzehr, sondern pflegt auch die Haut.

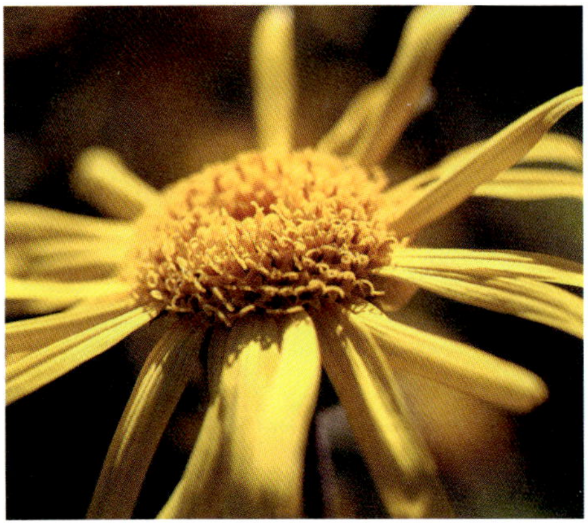

Arnika ist eine altbewährte Heilpflanze und lässt sich ideal mit den Wirkstoffen ätherischer Öle kombinieren.

Arnikablütenöl

Das sogenannte Arnikablütenöl von *Arnica montana,* Asteraceae, ist ein Mazerat aus den asternartigen Blütenköpfchen der Arnika und Olivenöl. Die Blüten kommen ins Öl und werden drei Wochen in die Sonne gestellt. Arnika hat besonders durchblutungsfördernde, wärmende Eigenschaften, deshalb ist sie bei Muskelverkrampfungen, Prellungen, Zerrungen, Verstauchungen und rheumatischen Schmerzen als Massageöl wunderbar geeignet.

Avocadoöl

Das Öl der Avocado, *Persea americana,* Lauraceae, wird aus der grünen, sehr gut schmeckenden Frucht gewonnen. Es ist ein außergewöhnlicher Hautspezialist. Avocadoöl wird besonders bei trockener, rissiger, rauer und schuppiger Haut angewendet. Es hat einen hohen Anteil an einfach ungesättigten Ölsäuren und zeichnet sich zudem durch die vielen hochwertigen Fettbegleitstoffe, wie zum Beispiel die Vitamine E, A, D, B_1 und B_2, aus. Es schützt die Haut vor Umwelteinflüssen, fördert die Zellgeneration und unterstützt die Feuchtigkeitsbalance. Avocadoöl kann sehr gut mit Mandelöl gemischt werden.

Nachtkerzenöl

Das kostbare Öl aus Nachtkerzensamen, *Oenothera biennis,* Onagraceae, ist das Erste-Hilfe-Öl bei zahlreichen Hautproblemen. Es reguliert durch seine mehrfach ungesättigten Fettsäuren den Zellstoffwechsel, die Talgdrüsenproduktion, die Regeneration und die Elastizität der Haut. Es stärkt damit auch das Immunsystem der Haut, wirkt juckreizstillend und entzündungshemmend. Nachtkerzenöl ist nicht nur bei Neurodermitikern sehr beliebt, sondern auch für die Altershaut hervorragend geeignet. Es ist aber leider nur circa sechs Monate haltbar.

Jojobaöl

Dieses beliebte Öl, das eigentlich ein flüssiges Pflanzenwachs ist, wird aus den Samen beziehungsweise Nüssen des Jojobastrauchs, *Simmondsia california,* Simmondsiaceae, gewonnen. Jojobaöl hat eine Besonderheit: Es ist sehr lange haltbar und wird nicht ranzig. Um schnell kippende fette Pflanzenöle haltbarer zu machen, gibt man ungefähr ein Drittel Jojobaöl dazu. Das macht eine Mischung stabiler. Jojoaböl hat eine ausgezeichnete Tiefenwirkung und stabilisiert da-

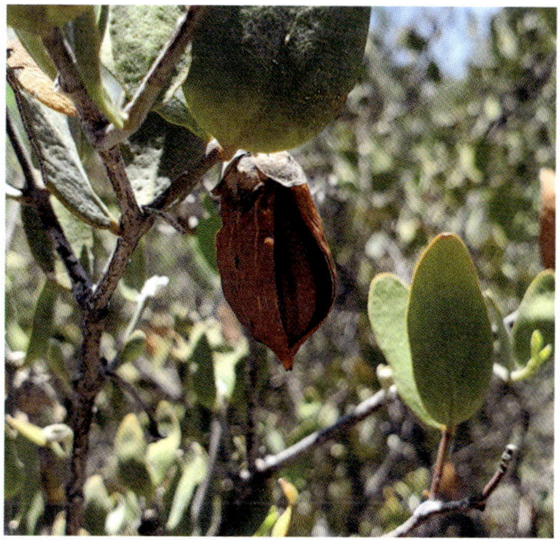

Das Wachs der Jojobasamen stabilisiert den pH-Wert der Haut und verfügt über einen natürlichen Lichtschutzfaktor.

durch den Fettfeuchtigkeitsmantel. Durch seine schützenden und feuchtigkeitsregulierenden Eigenschaften ist es ein ausgezeichnetes Pflegeöl bei überreaktiver und/oder reifer Haut. Es dringt schnell ein und hinterlässt keinen Fettfilm.

Sanddornöl

Das Öl des Sanddorns, *Hippophae rhamnoides,* Elaeagnaceae, wird aus den orangefarbenen Früchten gewonnen. Das Sanddornfruchtfleischöl ist ein sehr gut haltbares Hautpflegeöl. Es kommt besonders bei gestresster, irritierter, geschädigter Haut oder Schleimhaut – vor allem im Mund – zur Anwendung. Es ist entzündungshemmend, zellwandschützend, antibakteriell wirksam und fördert die Epithelisierung, also die Wundheilung, der Haut. Es wirkt zudem juckreizstillend. Auch Neurodermitiker wenden es an. Äußerlich sollte es sehr gering dosiert werden, weil es stark färbt. Das Orange wäscht sich sehr schlecht aus der Kleidung raus. Nehmen Sie zum Beispiel zwei Drittel Mandelöl oder Nachtkerzenöl und mischen Sie es mit einem Drittel Sanddornöl. Doch es pflegt nicht nur die Haut, sondern schmeckt auch noch sehr gut. Eine Flasche Sanddornöl zu Hause zu haben, lohnt sich also auf jeden Fall.

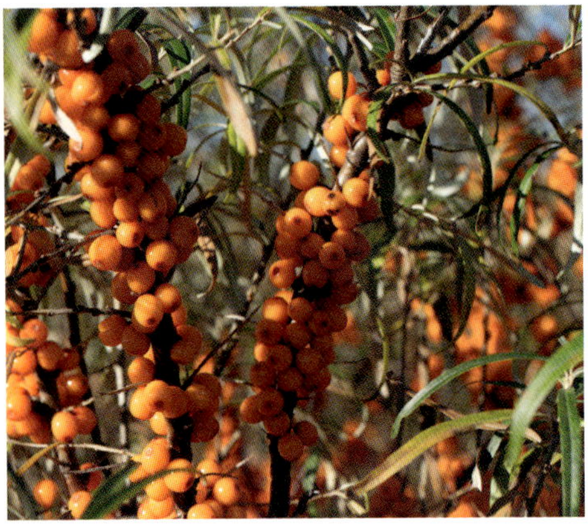

Aus den Beeren lassen sich neben Öl auch zahlreiche Leckereien herstellen, wie Tee, Saft oder Kompott.

Schwarzkümmelöl

Der Schwarzkümmel, *Nigella sativa,* Ranunculaceae, ist nicht verwandt mit dem Kümmel oder Kreuzkümmel. Sie stammen von völlig verschiedenen Pflanzenfamilien ab. Aus der Pflanze des Echten Schwarzkümmels, auch Römischer Koriander genannt, wird schonend der Samen gewonnen, um den es hier geht. Das Schwarzkümmelöl hat einen recht hohen Anteil eines ätherischen Öls.

Es hat eine positive Wirkung bei Hautschäden, Heuschnupfen, Asthma bronchiale, allergischen Reaktionen und rheumatischen Erkrankungen. Außerdem wirkt es stärkend auf das Immunsystem und kann auch bei Abwehrschwäche, gerade im hohen Alter, eigenommen werden. Das Öl ist circa ein Jahr haltbar. Schwarzkümmel kann auch gegessen werden.

Sesamöl

Das Öl aus den Samen des Sesam, *Sesamum indicum*, ist ein hervorragendes Speise- und Hautpflegeöl. Es gibt dabei zwei Sorten. Einmal das helle nussige Öl, das aus der ungerösteten Saat hergestellt wird, und das braune Öl, das einen süßlichen, stark nussigen Geruch und Geschmack hat – hier wurden die Samen geröstet. Zur Hautpflege wird überwiegend das helle Sesamöl benutzt. Es hat antioxidative und somit schützende Eigenschaften und unterstützt damit den Heilprozess der Haut. Ihr Immunsystem wird durch das Sesamöl ebenfalls gefördert, was die Haut widerstandsfähiger macht. Das Öl hilft ihr überdies zu entgiften. Allgemein ist es wärmend. Bei Neurodermitis sollte es nicht angewendet werden.

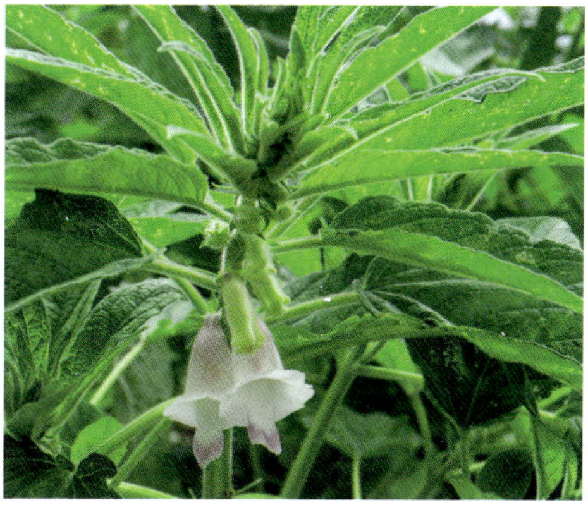

Der Sesamsamen wächst in einer kleinen Frucht heran, die wiederum in der Blüte entsteht.

Weizenkeimöl

Beim Weizen, *Triticum aestivum*, Poaceae, werden bei der Weißmehlgewinnung die Keime entfernt. Diese Weizenkeime werden schonend kaltgepresst. Weizenkeimöl ist ein ausgezeichnetes Nahrungsergänzungsmittel und ein großartiges Hautöl, um einen frühzeitigen Alterungsprozess zu verhindern. Es stärkt die Mikrozirkulation und das Immunsystem der Haut und erhält das Bindegewebe. Wegen des etwas strengen Geruchs wird Weizenkeimöl gern mit anderen Ölen gemischt verwendet. Es zieht schnell in die Haut ein und ist ein recht stabiles Öl.

Johanniskrautöl

Johanniskrautöl ist kein eigenes Öl, sondern ein Mazerat. Dabei werden Pflanzenteile des Johanniskrauts, *Hypericum perforatum*, Hypericaceae in Olivenöl eingelegt. Es wird auch Rotöl genannt, weil durch die Mazeration der dunkelrote Inhaltsstoff Hypericin von der Blüte in das Olivenöl übertritt. Blüten, Knospen und Zweige des Johnniskrauts ziehen für das Mazerat in Olivenöl vier bis sechs Wochen an einem sonnigen Platz. Das Rotöl hat einen würzigen Eigengeruch, was in Mischungen zu interessanten Duftkompositionen führen kann. Johanniskrautöl wirkt wärmend, schmerzlindernd, juckreizstillend und ist besonders bei entzündlichen Prozessen und Muskelverspannungen hilfreich. Es ist extrem hautfreundlich und unterstützt die Wundheilung. Auf der emotionalen Ebene beruhigt Johanniskraut die Nerven und stimmt positiv.

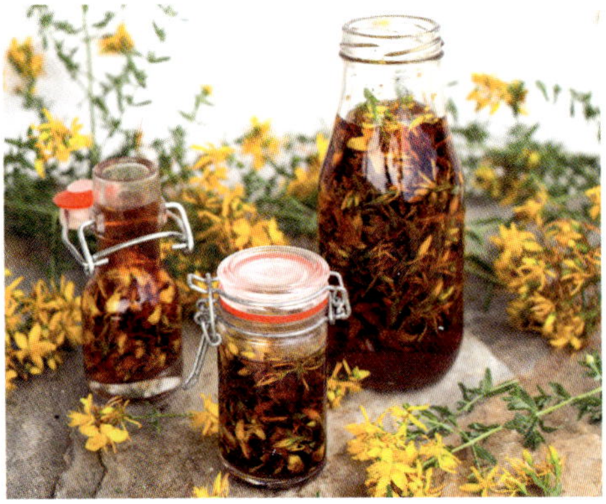

Ein Mazerat ist gleich mehrfach wirksam, da es die pflegenden Eigenschaften des Öls und zusätzlich die wohltuende Wirkung des Johanniskrauts hat.

Aloe-vera-Öl

Die Aloe vera, *Aloe barbadensis*, Asphodelaceae, ist eine große Wüstenpflanze mit fleischigen Blättern, deren Saft und Fruchtfleisch in Sesam- oder Rapsöl »ausgezogen« werden, wenn man ein Basisöl herstellen möchte. Aloe vera ist das fette Öl der Wahl, wenn man einen kühlenden Effekt haben möchte, zum Beispiel nach einem Sonnenbad. Sie hat wertvolle Inhaltsstoffe, wie Vitamine, Enzyme und Mineralstoffe. Man kann das Öl zum Massieren nutzen, es beruhigt die Haut, ist feuchtigkeitsspendend und fördert den Hautstoffwechsel.

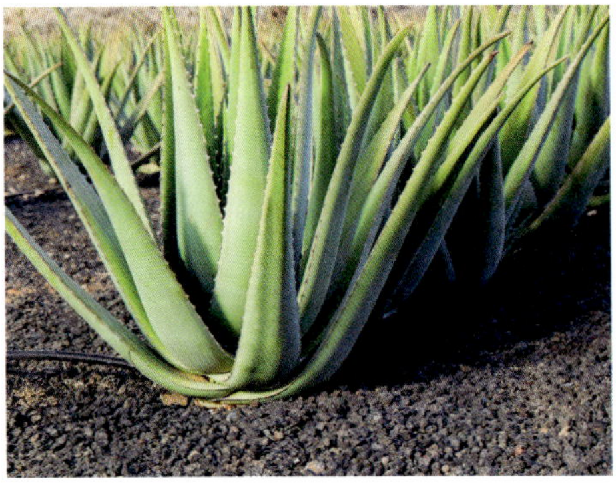

Die Aloepflanze ist ein wahrer Alleskönner und hilft gegen zahlreiche Beschwerden.

BEWÄHRTE ÄTHERISCHE ÖLE FÜR DAS ALTER

Sie müssen nicht Dutzende ätherische Öle kennen und zu Hause haben. Es reicht, sich gezielt ein paar wenige, aber wichtige zusammenzustellen. Im Folgenden gebe ich Ihnen einen Überblick über die beliebtesten und hilfreichsten ätherischen Öle für die späteren Jahre.

Lavendel

Der Lavendel ist die kleinste und effektivste Hausapotheke unter den ätherischen Ölen. Er wird seit Jahrtausenden in vielfältiger Weise genutzt. Nicht nur bei den Griechen, Persern und Römern war er begehrt, auch heute noch erfreut er sich besonderer Beliebtheit. Auch wenn der ein oder andere den Duft des Lavendels nicht mag, ist er, dank seiner herausragenden körperlichen und psychischen Wirkung, sehr gefragt. Früher war er das Abwehrmittel gegen die Ausdünstungen vieler Krankheiten und diente damit als Schutz vor weiteren Infektionen. Man verbrannte Lavendelzweige, um die Pest auszuräuchern, und bis heute nutzt man ihn als Mottenschreck. Gern wird ein Lavendelsäckchen mit getrockneten Blüten in den Schrank gehängt.

Besonders die ältere Bevölkerung liebt den Lavendel. Er erinnert sie an ihre Kindheit. Dazu kommt, dass er eine vielschichtige Heilwirkung auf uns hat. Egal, ob man sich geschnitten, verbrannt, verletzt oder gestoßen hat, der Lavendel ist ein Allrounder und darf auch pur auf die Haut aufgetragen werden. Auf der emotionalen Ebene wirkt er ebenfalls hervorragend. Lavendel beruhigt und verbessert die Schlafqualität. Das ätherische Lavendelöl ist das Öl mit dem größten Wirkungsspektrum.

Tipp: Es gibt sehr viele verschiedene Lavendelarten, die sich in ihren Inhaltsstoffen unterscheiden. Nicht jeder Lavendel ist der »echte« Lavendel. Für die Anwendung in der Aromatherapie sollte man besonders darauf achten, dass es der Lavendel mit dem botanischen Namen *Lavandula angustifolia* ist. Dieser Lavendel wird hier beschrieben, er enthält die wichtigen Inhaltsstoffe, die ihn so außergewöhnlich machen.

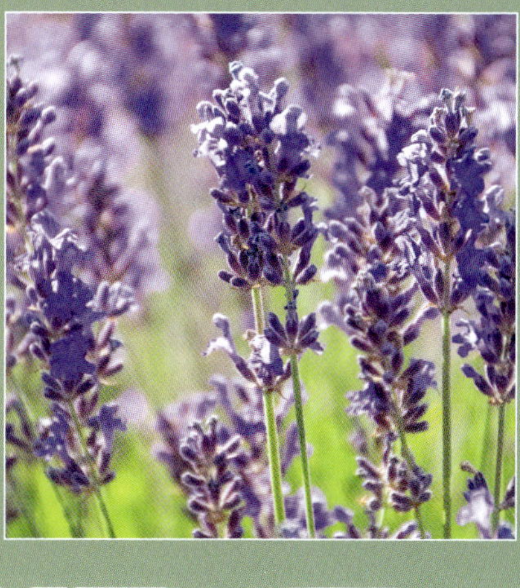

Volksname: Echter Lavendel

Botanischer Name: *Lavandula angustifolia*

Familie: Lippenblütengewächse *Lamiaceae*

Herkunft: Frankreich, Australien, Tasmanien

Herstellung des ätherischen Öls: Wasserdampfdestillation der Blüten, Stängel und des Krauts. Aus 120 Kilogramm Pflanzenmaterial wird ungefähr 1 Kilogramm ätherisches Lavendelöl hergestellt.

Duftprofil: krautig, würzig, klar

Duftnote: Herznote

Wirkung und Indikation des Lavendels

Körperliche Ebene: antibakteriell, antiviral, antiseptisch, desinfizierend, antimykotisch, schmerzlindernd, wundheilend, krampflösend, durchblutungsfördernd, schlaffördernd, entzündungshemmend, immunstimulierend, zellregenerierend

Anwendungsbereiche: Erkältungskrankheiten, Bronchitis, Ohrenschmerzen, Mittelohrentzündung, Kopfschmerzen, Durchblutungsstörungen, Schlafstörungen, Hämorrhoiden, Geschwüre, Mundpflege, Zahnschmerzen, Muskelschmerzen, Muskelverspannungen, Gelenkschmerzen, Gelenkverspannungen, Gicht, Verbrennungen, Sonnenbrand, Verletzungen, Ekzeme, Furunkel, Abszesse, Schürfwunden, Wundliegen *(Dekubitus)*, Nervenentzündungen, Gürtelrose, Juckreiz, Fieber, Pilzerkrankungen

Emotionale Ebene: beruhigend, ausgleichend, angstlösend, entspannend, sedativ, antidepressiv

Anwendungsbereiche: Erschöpfungszustände, Ängste, Nervosität, Einschlafstörungen, Stress, posttraumatische Zustände, Panikattacken, Herzrasen, mangelndes Selbstvertrauen, depressive Verstimmungen, seelischer Schmerz

Tipps: Lavendel darf pur aufgetragen werden. Ein Tropfen Lavendel reicht schon aus, um eine schnelle Wirkung zu erzielen. Riechen Sie intensiv daran oder tragen Sie ihn pur auf die Haut auf.

Lavendelwasser

Das Lavendelhydrolat wird gern bei älteren und sehr kranken Menschen angewendet. Durch Aufsprühen kann man auch sehr schmerzhafte Infektionen und Wunden behandeln. Auch für die Mundpflege kann es gut genutzt werden. Es eignet sich zum Gurgeln bei Halsschmerzen, bei Schlafstörungen und Unruhe und bei Hautentzündungen mit Hautjucken sowie Sonnenbrand.

Der Geruch des Lavendelhydrolats ist etwas altmodisch und für viele muffig. Man tufft es etwas auf, indem man noch ein paar Tropfen reines ätherisches Lavendelöl hineintropft.

Teebaum

In Australien ist der Teebaum das älteste und faszinierendste Heilmittel der Aborigines. Die Ureinwohner Australiens haben auch durch den Teebaum viele Jahrtausende überlebt. Sie kauten auf den Blättern des Melaleucabaums herum, kochten Tee daraus oder machten Auszüge.

Wir Europäer hatten lange keinen Zugang zu diesem wunderbaren ätherischen Öl, deshalb ist es so wichtig, das ätherische Öl hier vorzustellen und seine große Vielfalt aufzuzeigen. Da der Teebaum eine sehr körperliche Seite hat, wird häufig die emotionale Ebene nicht beachtet. Das ist sehr schade, denn trotz des für manche Menschen gewöhnungsbedürftigen Duftes ist der Teebaum durchaus in der Lage, die Gefühlsebene anzusprechen und positiv zu beeinflussen. Das Teebaumöl sollte in keiner Hausapotheke fehlen.

Volksname: Teebaum, Tea Tree

Botanischer Name: *Melaleuca alternifolia*

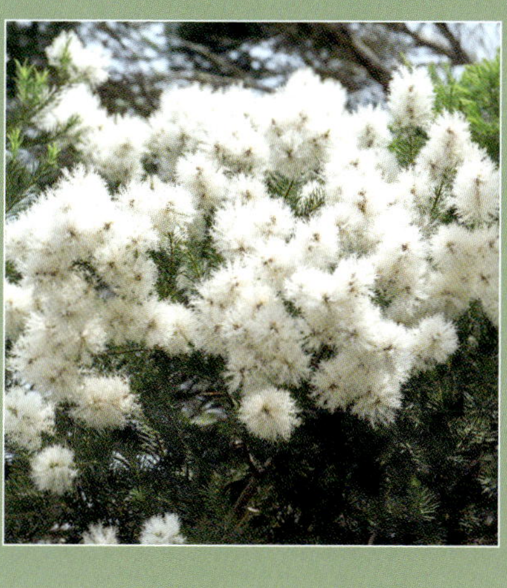

Familie: Myrtengewächse, *Myrtaceae*

Herkunft: Australien, Tasmanien, Neuseeland

Herstellung des ätherischen Öls: Wasserdampfdestillation der jungen Zweige und Blätter. Ungefähr 70 Kilogramm Blätter und Zweige ergeben 1 Kilogramm ätherisches Teebaumöl.

Duftprofil: krautig, würzig, streng

Duftnote: Herznote

Wirkung und Indikation des Teebaums

Körperlichen Ebene: sehr gutes und breites antibakterielles Wirkungsspektrum, antiviral, antimykotisch, antiseptisch, entzündungshemmend, schmerzlindernd, abwehrstärkend, durchblutungsfördernd, hautregenerierend, aquaretisch, juckreizstillend, antiparasitär

Anwendungsbereiche: Wunden, Wundliegen, Pilzinfektionen, Vaginalinfektionen, Juckreiz, Hämorrhoiden, Parasiten wie Läuse, Geschwüre *(Ulcus cruris)*, Mundpflege, Zahnfleischentzündung, Aphten, Harnwegsentzündungen, Vaginalausfluss

Emotionale Ebene: stabilisierend, angstlösend, beruhigend, vitalisierend

Anwendungsbereiche: Nervosität, Erschöpfungszustände, Überempfindlichkeit, psychische Müdigkeit, Antriebslosigkeit, Schwäche

Tipps: Da das Teebaumöl schnell oxidiert, sollte immer nur eine kleine Flasche gekauft und geöffnet werden. Teebaumöl kann die Haut austrocknen, wenn man es über einen längeren Zeitraum anwendet. Achten Sie daher darauf, zusätzlich ein pflegendes fettes Pflanzenöl zu verwenden.

Teebaumhydrolat

Das Pflanzenwasser des Teebaums ähnelt sehr dem ätherischen Öl. Es wird hauptsächlich zu therapeutischen Zwecken genutzt. In der Mundpflege wird es eingesetzt, da es die Mundflora optimiert, insbesondere vor und nach Zahnoperationen. Dazu spült man den Mund mit dem Hydrolat oder gurgelt. Außerdem wird das Teebaumhydrolat zur Reinigung von Wunden bei infizierten Wundrändern, Verbrennungen, Verbrühungen und Nekrosen angewendet.

Bei Fußpilz und Kopfläusen kann das Pflanzenwasser mit verschiedenen anderen ätherischen Ölen aufgepeppt werden und einfach auf die Füße beziehungsweise die Kopfhaut gesprüht werden. Vermischt mit dem Hydrolat vom Lavendel kann es zur Reinigung und Pflege von Wunden oder Hautarealen, wie beispielsweise der Kopfhaut, genutzt werden.

Rose

Die Rose hat viele Namen. Sie ist die wahre Königin der Blumen. Keiner anderen wurde je so viel Aufmerksamkeit geschenkt. So viele Geschichten und Gedichte, die über die wunderbar duftende und herrlich anzusehende Blüte geschrieben wurden. Die Rose ist der Inbegriff von Schönheit, Vollendung, Reinheit und das Symbol der Göttinnen. Sie wird sehr häufig vor allem in der zweiten Hälfte des Lebens geschätzt. Gerade die reifen Damen lieben und ehren sie, von jungen Frauen wird sie hingegen wenig beachtet. Frauen, die schon die ein oder andere Hormonveränderung hinter sich haben, beten sie an. Das hat sicher etwas mit dem Lebensweg der Frau zu tun. Aber auch Männer schätzen den erotisierenden Duft. Er vermag hart und kalt gewordene Herzen zu öffnen.

Das Rosenöl ist in seiner Komplexität besonders für die alternde Haut gut geeignet. Die Rose kann die körperliche und die emotionale Ebene im Menschen ausgleichen. Sie spricht beide zu gleichen Teilen an. Ein ätherisches Rosenöl reift wie ein guter Wein und bildet mit der Zeit einen blumig süßen, tiefen und schweren Duft aus.

Volksname: Rose

Botanischer Name: *Rosa damascena*

Familie: Rosengewächse, *Rosaceae*

Herkunft: Türkei, Iran, Bulgarien, Afghanistan, Indien

Herstellung des ätherischen Öls: Kochdestillation der Rosenblütenblätter. 3500 bis 5000 Kilogramm Rosenblüten ergeben etwa 1 Kilogramm Rosenöl. Aus 30 Rosenblüten gewinnt man einen Tropfen ätherisches Rosenöl.

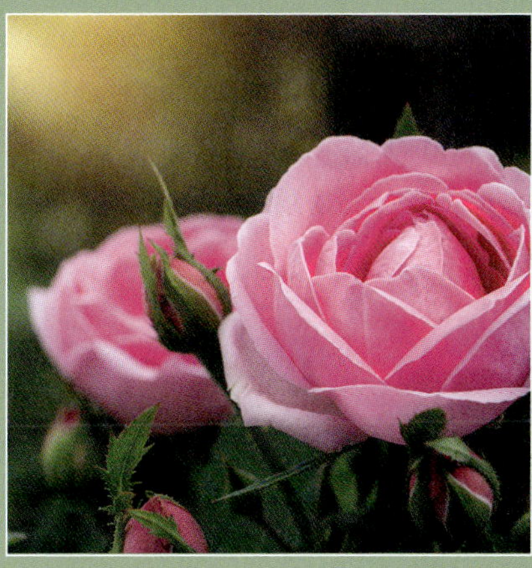

Duftprofil: blumig, süß, warm, betörend, schwer

Duftnote: Herznote

Wirkung und Indikation der Rose

Körperliche Ebene: stark antibakteriell, antiviral, antiseptisch, antimykotisch, herzstärkend, desinfizierend, immunstimulierend, entzündungshemmend, hautregenerierend, lymphflussanregend, wundheilend, entkrampfend, nervenstärkend

Anwendungsbereiche: Mundpflege, Aphten, Gürtelrose, Lippenherpes, Furunkel, Abszesse, Wunden, Bluthochdruck, Kreislaufbeschwerden, Kopfschmerzen, Hautentzündungen, Hautpflege, Bronchitis, Pilzerkrankungen, Muskelverspannungen, Schlafstörungen, Sterbebegleitung

Emotionale Ebene: ausgleichend, stimmungsaufhellend, harmonisierend, stressreduzierend, herzöffnend, stärkend, beruhigend, aphrodisierend

Anwendungsbereiche: Ängste, depressive Verstimmung, Schlafstörungen, Anspannungen, Reizbarkeit, Traumata, Trauer, Verlust, Libidomangel

Rosenwasser

Das Rosenwasser mit seinem sanften Duft ist besonders beliebt. Es ist ein wunderbares Mittel zur täglichen Pflege des Gesichts, sei es zum Abschminken oder allgemein zur Reinigung, besonders für die reife Haut. Auch die Kopfhaut genießt es, gern auch die von Männern, die nur noch wenige Haare haben. Rosenhydrolat beruhigt und verjüngt reife Haut, es beruhigt bei Entzündungen oder Jucken.

Ins Gesicht gesprüht oder als Raumspray beruhigt Rosenwasser den Herzschlag und nimmt Ängste. Im Orient werden die Hände von Gästen rituell mit Rosenwasser gereinigt und in der Schweiz wird kaum ein Käsefondue ohne Rosenwasser hergestellt. Es gehört in deliziöse Marzipan-Kostbarkeiten und auch andere Süßspeisen werden damit verfeinert.

Tipp: Ein schmerzlinderndes Mittel gegen Gürtelrose, bei dem Sie die betroffenen Stellen nicht berühren müssen, erhalten Sie, wenn Sie Rosen- und Melissenhydrolat mit Johanniskrautöl mischen und ein paar Tropfen ätherisches Lavendel- und Teebaumöl hinzugeben. Einfach aufsprühen.

Angelikawurzel

Die Angelikawurzel strahlt mit ihren imposanten zwei Metern Höhe Kraft und Stärke aus. Man findet sie in alten Kräuterbüchern und Klostergärten. Schon vor Jahrhunderten wusste man sich ihrer großen Wirkkraft zu bedienen. Die Benediktinermönche bauten die Angelikawurzeln in ihren Gärten an und bereiteten Elixiere daraus zu. Sie kann nervösen Menschen Ruhe bringen, ängstlichen Menschen Kraft und Mut geben. Das ist auch für Senioren wertvoll, denn Veränderungen werden im hohen Alter nicht mehr so leicht angenommen wie in jüngeren Jahren. Dadurch kommt es häufig zu Stress und Unsicherheiten. Um dem zu entkommen, können Sie das erdende ätherische Angelikawurzelöl nehmen, um wieder festen Boden unter den Füßen zu spüren und anstrengende Situationen gut zu meistern.

Volksname: Engelwurz, Brustwurz, Angstwurz, Zahnwurzel, Heiligengeistwurz

Botanischer Name: *Angelica archangelica*

Familie: Doldengewächse, *Apiaceae*

Herkunft: Deutschland, Skandinavien, Polen, Ungarn, Niederlande

Herstellung des ätherischen Öls: Wasserdampfdestillation der Wurzeln. 300 Kilogramm Pflanzenmaterial ergeben 1 Kilogramm ätherisches Öl.

Duftprofil: krautig bis scharf-pfeffrig, leicht erdig, würzig, frisch

Duftnote: Herznote

Tipp: Dieses ätherische Öl eignet sich sehr gut für die Duftlampe.

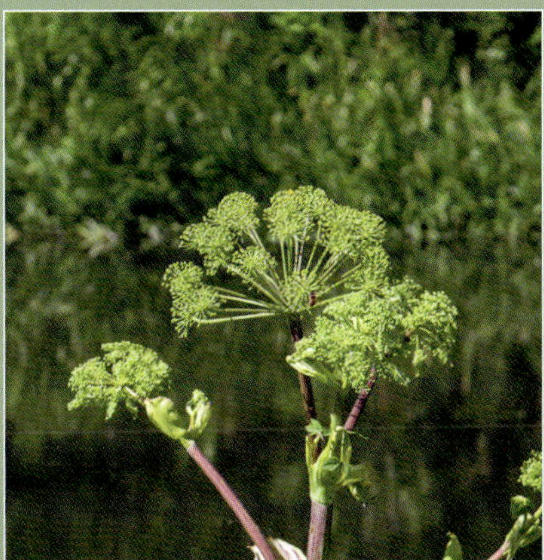

Wirkung und Indikation der Angelikawurzel

Körperliche Ebene: entzündungshemmend, abwehrsteigernd, desinfizierend, antiseptisch, durchblutungsfördernd, magenstärkend, entblähend, entkrampfend, verdauungsfördernd

Anwendungsbereiche: grippale Infekte, Bronchitis, Sinusitis, Arthrose, Gicht, Durchblutungsstörungen, Kopfschmerzen, Magen-Darm-Beschwerden, Appetitlosigkeit, Hexenschuss

Emotionale Ebene: angstlösend, nervenberuhigend, aufbauend, seelisch stärkend, schlaffördernd, stabilisierend

Anwendungsbereiche: depressive Verstimmung, Ängste, Schlafstörungen, Überforderung, mangelndes Selbstwertgefühl, Empfindsamkeit

Zu zart fürs Hydrolat

Das ätherische Öl der Angelikawurzel hat sehr viele kleine Moleküle, die während der Wasserdampfdestillation zerfallen. Aufgrund dessen entsteht kein brauchbares Hydrolat.

Achtung: Das ätherische Angelikawurzelöl hat einen hohen Gehalt an Monoterpenen. Diese können die Haut reizen, wenn die Dosis zu hoch ist oder das Öl in heißem Wasser angewendet wird. In einer Mischung ist es risikofrei, ebenso natürlich, wenn es in den Rezepten weiter hinten im Buch auftaucht. Wichtig ist auch zu beachten: Wenn Sie sich mit der Angelikawurzel gepflegt haben, sollten Sie nicht in die Sonne gehen.

Bergamotte

Die Bergamotte ist ein ganz besonderes ätherisches Öl aus der Gruppe der Zitrusfrüchte. Es wird, wie bei allen Zitrusfrüchten, aus der Schale der Frucht gepresst. Der Bergamottebaum gehört zu den Orangenbäumen. Die Frucht selbst ähnelt der Quitte und wird hauptsächlich wegen des ätherischen Öls geerntet. In Sizilien wird die Schale aber auch als Beilage zu Speisen gereicht. Das ätherische Öl ist besonders gut verträglich – man findet es auch im Earl-Grey-Tee als Duftnote. Im echten Eau de Cologne (4711 Kölnisch Wasser) sticht auch recht dominant Bergamotte hervor. Der zitrusfrische Duft ist einmalig.

Das Bergamotteöl hat überraschenderweise einen relativ großen Anteil eines Inhaltsstoffes, den auch das Lavendelöl aufweist. Als eine Zitrusfrucht wirkt sie konzentrationsfördernd und dabei auch entspannend, wie der Lavendel. Wirklich empfindliche Nasen können den Linalylacetatanteil des Lavendels herausriechen. Eine Mischung mit Bergamotte pflegt die reife und faltige Altershaut sanft, zart und behutsam.

Volksname: Bergamotte, Bergamottebirne

Botanischer Name: *Citrus bergamia*

Familie: Rautengewächse, *Rutaceae*

Herkunft: Italien

Herstellung des ätherischen Öls: Kaltpressung der unreifen grünen Fruchtschalen. Aus 200 Kilogramm Fruchtschale gewinnt man etwa 1 Kilogramm ätherisches Öl.

Duftprofil: zitrus-frisch, grün-fruchtig, zart-lavendelig, blumig-süß

Duftnote: Kopfnote

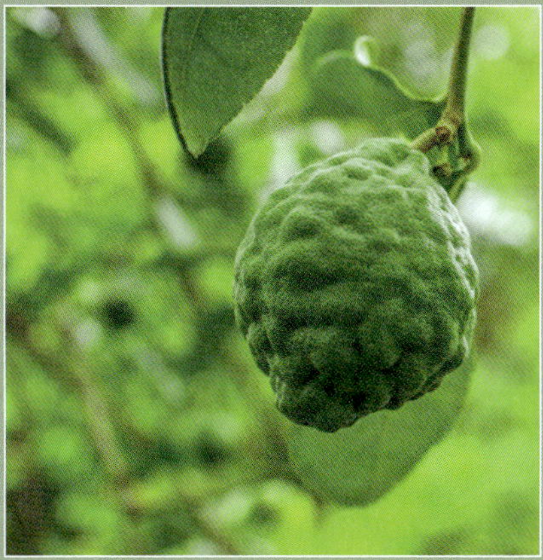

Tipp: Die Wirkkombination Konzentration und zugleich Gelassenheit macht Bergamotte unschlagbar für Momente, wo beides gefragt ist.

Wirkung und Indikation der Bergamotte

Körperliche Ebene: stark antibakteriell, antiviral, fiebersenkend, antiseptisch, entkrampfend, immunstärkend, desinfizierend, entzündungshemmend, hautregenerierend, epithelisierend

Anwendungsbereiche: Bauchkrämpfe, Harnwegsinfekte, Blasenentzündung, Kopfschmerzen, Halsschmerzen, Fieber, Ekzeme, Furunkel

Emotionale Ebene: angstlösend, antidepressiv, entspannend und zugleich stimulierend, stimmungsaufhellend

Anwendungsbereiche: Angstzustände, depressive Verstimmung, Schlaflosigkeit, Nervosität, Unruhe, Konzentrationsschwierigkeiten

Kein Hydrolat ohne Destillation

Das ätherische Öl der Bergamotte wird durch die Pressung der Schale hergestellt, dabei entsteht kein Hydrolat, denn dieses ist ein Produkt der Wasserdampfdestillation.

Achtung: Wenn Sie Ihre Haut mit recht viel Bergmotte in einer Mischung gepflegt haben, sollten Sie anschließend Sonnenbäder meiden. Die fototoxischen Stoffe *(Furocumarine)* des Öls können die Haut empfindlich reizen und unschöne Pigmentflecken entstehen lassen.

Melisse

Schon in alten Kloster- und Bauerngärten findet man die Melisse in großer Anzahl. Sie galt früher bereits als Lebenselixier. Nicht nur Hildegard von Bingen wusste die Melisse zu schätzen, auch Mönche haben aus dieser Pflanze eine Art Volksmedizin gemacht. Aus dem Allheilmittel entstand auch das bis heute bekannte Elixier Klosterfrau Melissengeist. In diesem in frühen Klosterapotheken entstandenen Heilmittel befinden sich die ätherischen Öle von 13 Heilpflanzen. Die wichtigste, wie im Namen erkennbar, ist die Melisse mit ihren unvergleichlichen Inhaltsstoffen. Allein im Garten wachsend beruhigt sie schon die Seele und lockert angespannte Gemüter. Wenn Sie ein paar frische Melissenblätter in eine Tasse geben, heißes Wasser aufgießen und den Tee genießen, wirkt das oft schon Wunder.

Die Melisse ist eine auffallend robuste Pflanze, die auch in nordeuropäischen Gebieten zu Hause ist. Sie ist ein winterhartes Gewächs mit einem sehr zarten Duft, der eine große Wirkung hat. Gerade die ältere Generation kennt, liebt und achtet diese Heil- und Gewürzpflanze.

Volksname: Zitronenmelisse, Bienenkraut, Herztrost, Frauenkraut

Botanischer Name: *Melissa officinalis*

Familie: Lippenblütengewächse, *Lamiaceae*

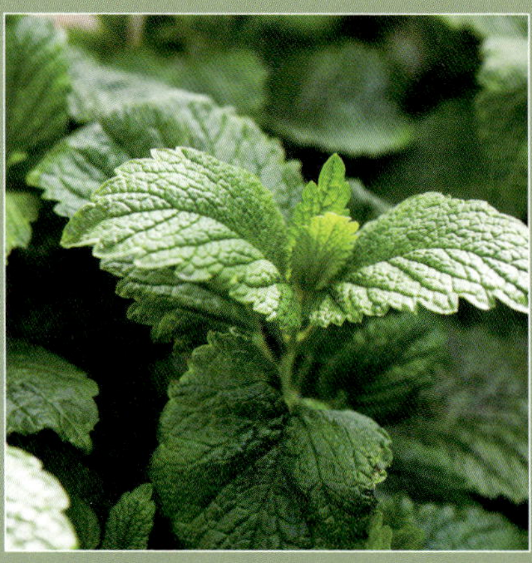

Herkunft: Deutschland, Frankreich, Spanien, Italien

Herstellung des ätherischen Öls: Wasserdampfdestillation des Krauts. Sechs bis acht Tonnen ergeben 1 Kilogramm ätherisches Melissenöl.

Duftprofil: zitronenartig, blumig, zart, frisch

Duftnote: Herznote

Wirkung und Indikation der Melisse

Körperliche Ebene: antiviral, schmerzlindernd, schmerzstillend, antibakteriell, entzündungshemmend, entkrampfend, herzstärkend, entblähend, appetitanregend, blutdruckregulierend, antiallergisch, abwehrstärkend

Anwendungsbereiche: Gürtelrose, Lippenherpes, Nervenentzündungen, Blasenentzündung, Bluthochdruck, Hautjucken, Akne, Hautulzeration, Leberschwäche, Herzrhythmusstörungen, rheumatische Beschwerden, Magenkrämpfe, Übelkeit, Heuschnupfen, Herzrasen

Emotionale Ebene: stärkend, belebend und zugleich beruhigend, stimmungsaufhellend, schützend, angstlösend

Anwendungsbereiche: Nervosität, Angstzustände, Schlafstörungen, depressive Verstimmung, Hyperaktivität

Das Hydrolat der Melisse

Das Melissenhydrolat riecht zitronig-frisch, wirkt stark antiviral und kann besonders gut auf sehr schmerzhafte, stark gereizte Hautentzündungen oder offene Wunden aufgetragen oder aufgesprüht werden. Auch eine besprühte Kompresse kann vorsichtig auf die Haut aufgelegt werden. Aber auch bei Stress und Schlaflosigkeit wirkt die Melisse hervorragend. Einfach als Raumspray verteilen oder auf das Kissen sprühen. Melissenhydrolat beruhigt und wirkt sanft angstlösend.

Tipps: Das ätherische Öl der Melisse ist sehr teuer. Es reicht aber auch eine winzige Menge aus, um einen therapeutischen Effekt zu erzielen. Auch eine Mischung aus Melisse und Lavendel ist perfekt. Immer auf die Reinheit achten: Weil echtes Melissenöl teuer ist, wird es häufig mit ätherischem Citronellaöl gemischt. Dieses riecht zwar genauso, hat aber einen ganz anderen therapeutischen Ansatzpunkt. Achten Sie daher auf die Etikettierung.

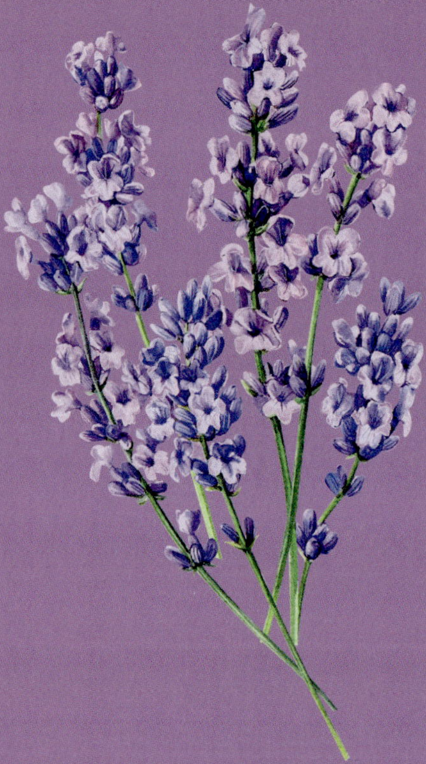

3

Natürliche und wirksame *Hilfe bei Beschwerden*

In diesem größten Teil des Buches habe ich für Sie eine ganze Reihe an Rezepten und Anwendungen zusammengestellt, die das kraftvolle Wirkungsspektrum der ätherischen Öle, insbesondere im Alter, zeigen. Sortiert nach Beschwerden finden Sie hier sicherlich auch für sich oder Ihre Angehörigen Rat und Hilfe. Ganz egal, ob es sich um Knieschmerzen, Zahnweh, Sodbrennen oder gereizte Haut handelt, ob es ein Voll- oder ein Fußbad, ein Wickel oder doch die Duftlampe sein soll – hier findet jeder das passende Rezept.

Hilfe für Gelenke, Muskeln und den Bewegungsapparat

Die Gelenke und auch unsere Muskulatur altern mit uns mit. Sie leisten jeden Tag eine Menge wertvolle Arbeit, deshalb benötigen sie besondere Aufmerksamkeit. Das Ziel sollte sein, alle Gelenke so geschmeidig wie möglich zu halten und strapazierte Muskeln immer wieder zu regenerieren. Vor allem durch tägliches Einreiben können Sie viel bewirken, um sich lange eine gute Beweglichkeit zu erhalten.

Auch bei bereits bestehenden Schmerzen im Bewegungsapparat kann mit ätherischen Ölen Abhilfe geschaffen werden. Ob Arthrose, Muskelkater, Gelenkschmerzen, Rückenschmerzen oder ein Hexenschuss – ätherische Öle können bei den unterschiedlichsten Beschwerden des Bewegungsapparates hervorragend helfen. Solche Schmerzen sind häufig chronisch, entzündlich oder degenerativ. Das belastet und daher ist es hier wichtig, auch den psychischen Aspekt miteinzubeziehen. Die Düfte vermögen beides. Die ätherischen Öle in den gleich folgenden Rezepten können die Durchblutung anregen, die Schmerzen lindern, kühlend oder wärmend wirken und sogar Entzündungen entgegenwirken oder sie reduzieren. Oft habe ich zusätzlich einige entspannende Öle für die Seele hinzugenommen.

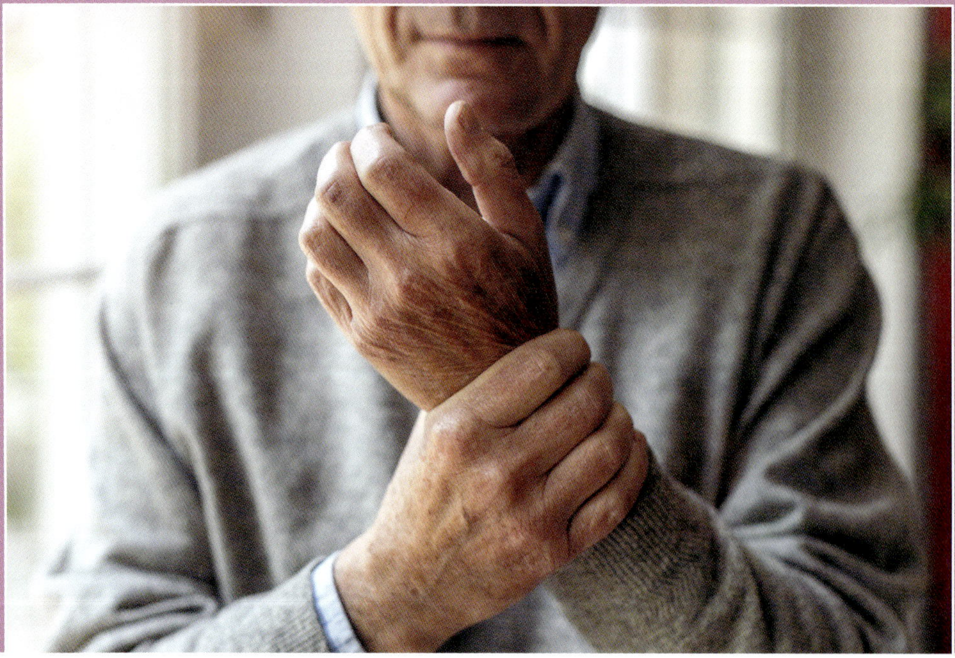

TIPP

Eine kurze morgendliche Gymnastik- oder Yogaeinheit hält fit und geschmeidig. Wenn Sie dafür Anleitung wünschen, finden Sie viele Angebote im Internet. Zum Beispiel die »Yoga Quickies« von Claudia Rauer. Jeden Morgen werden Sie dort mit einer kurzen Bewegungssequenz angeleitet und bekommen einen meditativen Impuls für den beginnenden Tag. Das bringt Struktur und positive Energie in Ihr Leben. Mehr dazu finden Sie in Anhang auf Seite 180.

Rückenschmerzen

Die klassischen Rückenschmerzen werden häufig durch Veränderungen oder Verletzungen im Bewegungsapparat verursacht, aber auch Stress kann ursächlich für schmerzhafte Verspannungen sein. Bei ungewohnten Anstrengungen und Überlastungen kann sich der Rücken auch schnell mal melden. Und wenn Sie nach einer Pause wieder mit Sport anfangen, kann sich Muskelkater im Rücken zeigen. Es muss also nicht immer ein organisches Problem vorliegen.

Häufig sind Rückenschmerzen mit einer Bewegungseinschränkung verbunden, was weitere Schwierigkeiten nach sich zieht. Für eine Schmerzlinderung können wir verschiedene Ansatzpunkte nutzen, wie Sie in den folgenden Rezepten sehen.

Rückenschmerzen ade

30 ml Mandelöl • 20 ml Johanniskrautöl • 10 Tropfen Wintergrün
5 Tropfen Cajeput • 5 Tropfen Immortelle • 4 Tropfen Lavendel
2 Tropfen Tonka

Wintergrün ist ein sehr intensiv krautig duftendes ätherisches Öl. Es fördert die Durchblutung, lindert aber vor allem Schmerzen, zusammen mit dem Cajeput. Die Immortelle, auch Currykraut genannt, sowie der Lavendel regen den Lymphabfluss an. Die Tonkabohne werden Sie wahrscheinlich nur ganz zart riechen, doch ihr süßlicher, dem Marzipan ähnlicher Duft wirkt auch unterbewusst extrem entspannend, besonders auf das zentrale Nervensystem.

Mischen Sie alle Zutaten und reiben Sie die betroffene Rückenpartie täglich je nach Bedarf damit ein, das heißt, immer wenn es wehtut, und prophylaktisch morgens und abends. Eine halbe Stunde vor dem Schlafengehen sollten Sie das Öl nicht mehr benutzen. Da es die Durchblutung anregt, kann es sonst zu Einschlafproblemen kommen. Nachts kann die über den Tag hinweg aufgetragene Mischung in Ruhe einwirken.

Verspannungsrückenschmerzen-Löser

50 ml Johanniskrautöl • 10 Tropfen Cajeput
5 Tropfen Rosmarin CT Cineol • 4 Tropfen Tonka • 4 Tropfen Grapefruit

Bei Verspannungsrückenschmerzen kommen das schmerzlindernde Cajeputöl, das durchblutungsfördernde Rosmarinöl, aber vor allem auch die beiden ätherische Öle der Tonkabohne und der Grapefruit zum Einsatz. Rosmarin mit dem Chemotyp (CT) Cineol wirkt sehr kräftigend. Der Chemotyp bezieht sich auf den Hauptinhaltsstoff des ätherischen Öls, der manchmal abhängig von der Anbauregion innerhalb von Exemplaren der gleichen Stammpflanze variiert. Die Tonkabohne wirkt extrem entspannend auf die Muskulatur, die Grapefruit fördert unter anderem die Ausschüttung des Wohlfühlhormons Endorphin.

Die betroffene Rückenpartie können Sie mit der Ölmischung täglich je nach Bedarf einreiben, auch wieder spätestens eine halbe Stunde vor dem Schlafengehen.

TIPP

Warme Bäder, zum Beispiel mit Lavendel und Rose, entspannen nicht nur die verhärtete Muskulatur, sondern auch die Nerven. Das Rezept der Ölmischung ist nicht als Badeöl, sondern ausschließlich für die Einreibung gedacht. Wie Sie ein Badeöl mischen, finden Sie auf Seite 96.

Probleme mit den Bandscheiben

Die Bandscheibe ist die knorpelige Scheibe, die zwischen zwei Wirbeln liegt. Bei einem Bandscheibenvorfall tritt die Scheibe aus ihrer ursprünglichen Lage und drückt auf die Nerven der Wirbelsäule. Das verursacht immense Schmerzen. Ursächlich können wir mit der Aromatherapie nicht viel machen, aber wir können die Schmerzsymptome lindern.

Schmerzöl bei Bandscheibenvorfällen

50 ml Johanniskrautöl • 10 Tropfen Cajeput • 5 Tropfen Latschenkiefer
5 Tropfen Benzoe Siam • 5 Tropfen Majoran • 5 Tropfen Weihrauch

Die ätherischen Öle von Cajeput und Latschenkiefer lindern hervorragend die Schmerzen. Durch Benzoe Siam und Majoran schafft diese Ölmischung eine beruhigende, entspannende Atmosphäre. Der Weihrauch vermindert den ständigen Reiz der Bandscheibe auf die Nerven, außerdem hat er eine beruhigende Wirkung auf der psychischen Ebene.

Die betroffene Rückenpartie können Sie mit der Ölmischung täglich je nach Bedarf einreiben, auch wieder spätestens eine halbe Stunde vor dem Schlafengehen.

Turbo-Schmerzlöser bei Bandscheibenproblemen

50 ml Arnikaöl • 10 Tropfen Wintergrün • 5 Tropfen Rosmarin CT Kampfer
5 Tropfen Angelikawurzel • 4 Tropfen Lemongras

Bei diesem Öl werden die schmerzlindernden ätherischen Öle in den Vordergrund gerückt. Dazu gehören Wintergrün, Rosmarin CT Kampfer und Angelikawurzel. Auch das Basisöl aus der Arnika unterstützt die Schmerzlinderung. Rosmarin mit dem Chemotyp Kampfer, das sagt schon der Name, hat einen hohen Anteil an Kampfer im ätherischen Öl. Dieser Kampfer eignet sich ausgesprochen gut für die Durchblutung des Areals. Das Lemongras rundet die Mischung ab und stimuliert den gesamten Organismus.

Die betroffene Rückenpartie können Sie mit der Ölmischung täglich je nach Bedarf einreiben, auch wieder spätestens eine halbe Stunde vor dem Schlafengehen. Da sie die Durchblutung anregt, kann es sonst zu Einschlafproblemen kommen.

Arthritis – Gelenkschmerzen und -entzündungen

Entzündungen in den Gelenken können mehrere Ursachen haben. Es können Keime sein, die nach Operationen im Gelenk wüten, rheumatische Erkrankungen oder auch Gicht. Schnell entwickelt sich eine entzündliche, sehr schmerzhafte Gelenkentzündung, die Arthritis. Häufig geht diese mit einer Schwellung, Überhitzung, Rötung und eigeschränkter Beweglichkeit einher. Einreibungen mit ätherischen Ölen können hier lindern.

Gelenkschmerzenöl für den Akutfall

100 ml Johanniskrautöl • 5 Tropfen Bay • 5 Tropfen Angelikawurzel
4 Tropfen Eukalyptus globulus • 2 Tropfen Zimt

Bei akuten oder immer wiederkehrenden Schmerzen in den Gelenken können Sie, bevor sie chronisch werden, dieses Gelenkschmerzenöl nutzen. Bei einem akuten Schmerzanfall helfen die schmerzlindernden ätherischen Öle des Baybaums, des Zimts und der Angelikawurzel. Der Eukalyptus globulus sorgt für eine Entstauung im Gelenk. Sie können die betroffene Stelle mit der Ölmischung täglich je nach Bedarf einreiben.

Gelenkschmerzen ade

100 ml Johanniskrautöl • 10 Tropfen Cajeput • 7 Tropfen Wacholder
5 Tropfen Wintergrün • 5 Tropfen Kreuzkümmel

Die Schmerzen lindern in dieser Mischung ätherische Öle von Wintergrün und Cajeput. Der Wacholder entstaut das Gelenk und transportiert die Schlacken ab. Der Kreuzkümmel regt den Stoffwechsel an und wirkt gleichzeitig entzündungshemmend. Sie können die betroffene Stelle mit der Ölmischung täglich je nach Bedarf einreiben.

Arthrose – chronische Gelenkveränderungen

Die Arthrose ist die chronische Gelenkserkrankung, die durch lange mechanische Überlastung entstehen kann. Durch den Verschleiß des Gelenkknorpels reiben die Gelenke bei jeder Bewegung aufeinander. Mit Einreibungen können Sie die Beschwerden lindern.

TIPP

Beide Ölmischungen können jeweils für die Gelenke und auch für eine schmerzende Muskulatur genutzt werden.

Wintergrün zur Schmerzlinderung in den Gelenken

50 ml Johanniskrautöl • 10 Tropfen Wintergrün • 10 Tropfen Lavendel
5 Tropfen Cajeput • 4 Tropfen Benzoe Siam

Ein sehr gutes ätherisches Öl gegen Schmerzen ist und bleibt die kleine kanadische Heidekrautpflanze Wintergrün *(Gaultheria procumbens)*. Ihr Geruch ist etwas würzig streng, hilft aber hervorragend bei Problemen mit den Gelenken. Gemischt mit Lavendel und Cajeput, auch Anti-Schmerz-Öle, ist die Einreibung erstklassig. Das ätherische Öl des Harzes Benzoe Siam verleiht der Mischung etwas Ruhe. Reiben Sie das betroffene Gelenk täglich je nach Bedarf ein.

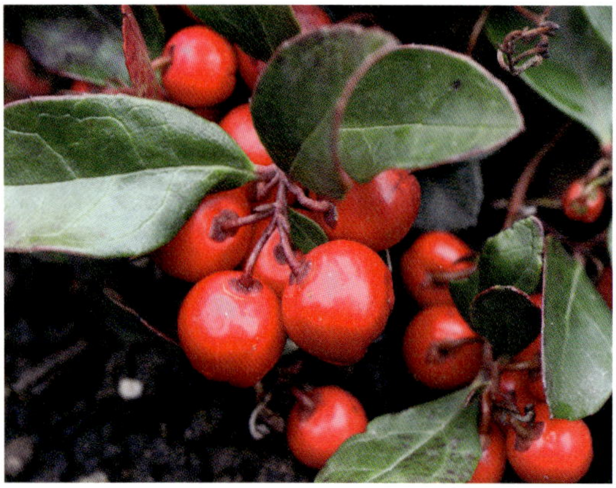

Wintergrün ist die erste Wahl unter den ätherischen Ölen bei Schmerzen. Es wirkt besonders schmerzlindernd.

Cajeput zur Schmerzlinderung in den Gelenken

50 ml Johanniskrautöl • 20 Tropfen Cajeput • 10 Tropfen Lavendel
5 Tropfen Tonka • 5 Tropfen Latschenkiefer

Wer den Geruch von Wintergrün nicht mag, kann auf diese Cajeput-Ölmischung zurückgreifen. Cajeput duftet ähnlich wie der Eukalyptus und steht, wie auch die Latschenkiefer, der schmerzlindernden Wirkung des Wintergrüns in nichts nach. Die Kombination mit Lavendel und Tonka rundet das Öl ab. Reiben Sie das betroffene Gelenk mit der Ölmischung täglich je nach Bedarf ein.

Gicht

Die Gicht ist eine Stoffwechselerkrankung, bei der sich kleine Kristalle aus der Harnsäure an den Gelenken anlagern, die Entzündungen verursachen. Das kann entsetzliche Schmerzen auslösen. Das betroffene Gelenk schwillt an, wird rot und heiß. Auch das Allgemeinbefinden kann mit Übelkeit, Herzrasen oder Kopfschmerzen in Mitleidenschaft gezogen werden.

Spray für einen akuten Gichtanfall

30 ml Johanniskrautöl • 10 Tropfen Angelikawurzel • 10 Tropfen Lavendel • 5 Tropfen Wacholderbeere • 5 Tropfen Latschenkiefer

Im Falle eines akut auftretenden Gichtanfalls kann diese Ölmischung sofort aufgesprüht werden. Sie wirkt schmerzstillend und sorgt für ein zügiges Ausleiten der Kristalle aus dem Bereich des Gelenks. Angelikawurzel hat eine durchblutende und stark entzündungshemmende Wirkung. Die Wacholderbeere dient zur Reinigung und Entschlackung. Gegen die Schmerzen sind der Lavendel und die Latschenkiefer zuständig. Sprühen Sie die Ölmischung direkt auf das schmerzende Gelenk. Wenn es möglich ist und die Schmerzen nicht so heftig sind, kann die Ölmischung auch vorsichtig einmassiert werden.

Einreibung bei chronischer Gicht

50 ml Johanniskrautöl • 10 Tropfen Lavendel • 5 Tropfen Wacholderbeere • 5 Tropfen Latschenkiefer • 5 Tropfen Litsea • 5 Tropfen Lorbeer

Durch eine tägliche Einreibung des Gichtgelenks mit dieser Ölmischung können Sie viel dazu beitragen, die Gelenkstruktur zu erhalten. Im Gelenk wirken die ätherischen Öle des Lavendels, der Latschenkiefer und der Wacholderbeere entzündungshemmend und durchblutungsfördernd. Die Litsea regt den Stoffwechsel an.

Reiben Sie das Gelenk täglich abends vor dem Zubettgehen ein. Eine tägliche und länger andauernde Einreibung ist hier wichtig.

TIPP

Mit einer ausgewogenen Ernährung können Sie der Gicht entgegenwirken. Reduzieren Sie den Verzehr von Fleisch, Wurst, Softdrinks, zuckerhaltigen Fruchtsäften und Alkohol, dann verringert sich auch der Harnsäurespiegel, der einen Gichtanfall auslösen kann. Trinken Sie außerdem mindestens zwei bis drei Liter Tee am Tag, um die Nieren von abgelagerten Giftstoffen zu befreien und somit zu entlasten. Besonders eignen sich hier Ingwertee aus frischen Ingwerknollen und Kräutertee aus den getrockneten Blättern, Samen oder Wurzeln des Ackerschachtelhalms oder des Bitteren Fenchels, außerdem Birkenblätter, Hauhechelwurzel und Pfefferminzblätter. Diese Pflanzen wirken alle harntreibend und spülend und helfen so, Gichtanfällen vorzubeugen.

Muskelkater und Muskelschwellungen

Ein doch eher harmloser leichter bis starker Muskelschmerz ist der Muskelkater. Die Ursache ist oft eine Überlastung bei körperlicher Betätigung oder Sport. Muskelschwellungen entstehen nach Verletzungen des Muskels. Beide Beschwerden können mit den gleichen Ölmischungen gelindert werden.

Muskelkater-Öl

100 ml Johanniskrautöl • 10 Tropfen Cajeput • 5 Tropfen Ingwer
5 Tropfen Muskatellersalbei • 5 Tropfen Wacholder

Das Muskelkater-Öl kann bereits vor jeder körperlichen Anstrengung aufgetragen werden, sei es nur ein etwas längerer Spaziergang oder eine Radtour. Es muss nicht immer ein Marathon sein.

Die Muskeln werden durch die ätherischen Öle von Wacholder und Ingwer gut durchblutet und erwärmt; der Muskatellersalbei entspannt. So können Sie dem Muskelkater vorbeugen. Auch nach der Belastung können Sie das Öl nutzen und auch, wenn der Muskelkater schon da ist, tut es gut.

Weg mit den Muskelschmerzen

100 ml Johanniskrautöl • 10 Tropfen Cajeput
7 Tropfen Wacholder • 5 Tropfen Wintergrün

Johanniskrautöl ist ein wärmendes Basisöl und bewirkt, dass die Muskulatur besser durchblutet wird. Zudem wirkt Johanniskraut entzündungshemmend. Gepaart mit Wintergrün und Cajeput kommt es besonders zuverlässig zur Schmerzlinderung. Die Wacholderbeere dient zur Reinigung und Entschlackung. Reiben Sie die Muskulatur vor und nach jeder Belastung ein.

Hexenschuss

Schnelle, ruckartige Bewegungen, hohe Belastung, aber auch Stress können zu einem Hexenschuss, auch Lumbago genannt, führen. Dabei verhärten sich häufig die Muskeln und klemmen die Nervenfasern ein.

Hexen, Tschüss!

50 ml Arnikaöl • 6 Tropfen Grapefruit • 4 Tropfen Schwarzer Pfeffer
3 Tropfen Wintergrün • 3 Tropfen Majoran

Hat sich die Hexe gerade eingeschossen, wirken die muskelentspannenden, erwärmenden, durchblutungsfördernden und schmerzstillenden ätherischen Öle des Schwarzen Pfeffers und des Wintergrüns besonders rasch. Der Majoran hat eine beruhigende Wirkung und durch die Grapefruit entkrampft sich die Muskulatur und beruhigt sich. Das Arnika-Basisöl hat ebenfalls durchblutungsfördernde, wärmende Eigenschaften, deshalb ist es bei Muskelverkrampfungen wie dem Hexenschuss für Einreibungen und Massagen wunderbar geeignet.

Lumbago-Öl

50 ml Arnikaöl • 5 Tropfen Lavendel • 5 Tropfen Tonka • 3 Tropfen Zimtblätter • 3 Tropfen Lemongras • 2 Tropfen Rosmarin CT Kampfer

In dieser zweiten Ölmischung gegen den Hexenschuss finden Sie wieder das Arnikaöl als Basisöl. Das ätherische Öl der Zimtblätter *(Cinnamomum ceylanicum)* wirkt sehr viel milder auf der Haut als das der Zimtrinde und ist deshalb sehr gut in Mischungen geeignet. Es duftet würzig, nicht so zimtig wie die Zimtrinde. Es wirkt stark schmerzstillend bis anästhesierend, also leicht betäubend. Zusammen mit dem Lemongras und dem Rosmarin mit dem Chemotyp Kampfer steigert es die Durchblutung und entspannt die Muskulatur. Lavendel und Tonka lassen das gestresste Gemüt ruhiger werden. Bei Bedarf tragen Sie die Schmerzölmischung vorsichtig auf. Am besten Sie lassen sie jemanden auftragen, der sie gleich vorsichtig einmassiert.

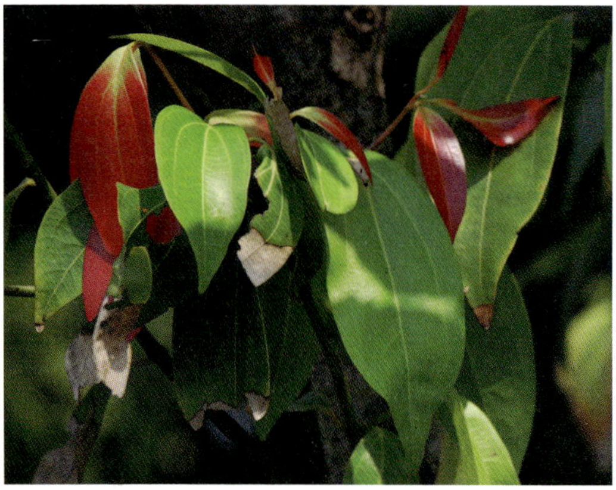

Das ätherische Öl der Zimtblätter eignet sich gut bei heftigen Schmerzen. Es duftet nicht so stark nach Zimt wie das Zimtrindenöl.

Traumatische Veränderungen nach einer OP oder einem Unfall

Oft hat man nach traumatischen Erlebnissen Rückenschmerzen. Diese sind leider nicht immer vollständig zu beseitigen, eine gewisse Toleranz gegenüber dem Schmerz muss meist akzeptiert werden. Ätherische Ölmischungen können aber großartig helfen, zumal sie gleichzeitig die emotionale Ebene ansprechen.

Akutfall Roll-on

25 ml Immortellenhydrolat · 25 ml Johanniskrautöl · 10 Tropfen Lavendel
7 Tropfen Wacholderbeere · 5 Tropfen Weihrauch
3 Tropfen Patchouli · 3 Tropfen Kamille blau

Nach einem Unfall oder einer Operation kann sofort mit dieser Akut-Unfall-Mischung gestartet werden. Das ätherische Öl des Weihrauchs wirkt antiseptisch, schmerzlindernd und durchblutungsfördernd. Die Wacholderbeere hat die Aufgabe, die Wunde zu »reinigen«. Die Kamille blau, auch als »echte Kamille« bekannt, ist ein tolles Hautöl. Sie wirkt – wie auch der Lavendel – wundheilungsfördernd, hautstoffwechselanregend und beruhigend auf der emotionalen Ebene. Nach einem Unfallschock oder einer OP ideal.

Alle Zutaten werden gemischt und in einen leeren 50-Milliliter-Roll-on gefüllt. Es gibt sie im Drogeriebereich zu kaufen. Im Akutfall wird der Roll-on gut geschüttelt und immer wieder aufgetragen. Wenn es offene Wunden gibt, können Sie vorsichtig an den Wundrändern hin und her rollen. Sobald die Wunde trockener ist, kann auch direkt über die Wunde gerollt werden.

Heilöl für chronisch gewordene Unfallfolgen

25 ml Mandelöl • 25 ml Johanniskrautöl • 10 Tropfen Cajeput
10 Tropfen Lavendel • 5 Tropfen Tonka • 5 Tropfen Rosmarin CT Cineol
5 Tropfen Wintergrün

Cajeput, Tonka und Wintergrün sind die Schmerzkiller in dieser wunderbaren Mischung. Tonka und Lavendel entspannen sehr wirksam die Nerven, denn ein Dauerschmerz kann sehr, sehr anstrengend sein. Der Rosmarin mit dem Chemotyp Cineol ist für eine bessere Durchblutung und einen regen Stoffwechsel verantwortlich. Mit dieser Ölmischung können Sie täglich nach Bedarf die dauerhaft schmerzenden Stellen einreiben.

Pflege und Heilung für die Haut

Die Haut ist unser größtes Organ und hat damit auch eine der größten Aufgaben in unserem Organismus. Sie ist weit mehr als nur eine äußerliche Hülle. Sie bestimmt, ob wir uns wohl in unserem Körper fühlen. Alternde, trockene, entzündliche, irritierte, rissige, juckende oder anderweitig strapazierte Haut braucht unsere Aufmerksamkeit. Die Aromatherapie hat genau da einen Schwerpunkt. Wir können unsere Haut mit ätherischen Ölen verwöhnen, sie in ihrer Beschaffenheit unterstützen oder bei Irritationen positiv beeinflussen. Immer kommen die Düfte dabei unserem ganzen Körper und auch unserer Seele zugute.

Allerdings gilt es einiges zu beachten. Eine Kopfhaut unterscheidet sich von Haut der Füße oder des Bauchs. Unterschiedliche Hautareale wollen unterschiedlich gepflegt werden. Das Gleiche gilt für die Schleimhäute – sie benötigen, da sie sehr empfindlich und dünn sind, viel Beachtung. Aufeinanderliegende Hautfalten sind ebenso eine Quelle für entzündliche Prozesse. Zu trockene Haut verursacht Risse, damit verbundene Schmerzen und Entzündungen. Durch den Prozess des Alterns, die Abnahme von funktionellen Abläufen, kann es zu Missempfindungen wie Jucken oder Brennen kommen. Die folgenden Rezepte stärken und heilen die Haut und sind gut für die gestresste Seele, das Immunsystem und das Wohlgefühl.

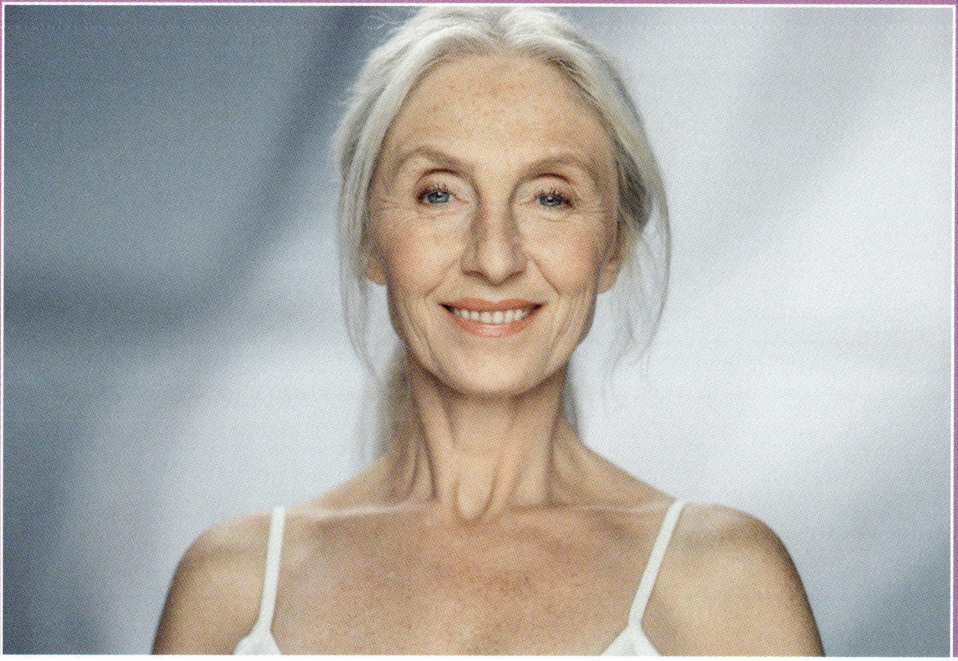

Trockene, schuppige Haut

Gerade im Alter ist die Haut oft trocken und schuppig. Durch die tägliche Pflege mit einer Öl-Wasser-Mischung, einer sogenannten Schüttelemulsion, kann dem unkompliziert entgegengewirkt werden.

Hautpflegespray bei trockener Haut

50 ml Olivenöl • 50 ml Rosenhydrolat • 10 Tropfen Palmarosa
10 Tropfen Lavendel • 6 Tropfen Karottensamen • 5 Tropfen Myrrhe

Die Kombination aus Olivenöl und Rosenhydrolat ist ein wunderbarer Hautschmeichler. Das Olivenöl gibt der Haut die benötigten Fette, das Rosenwasser hat nicht nur einen feinen Duft, der den Geruch vom Olivenöl etwas entschärft, sondern es beruhigt, reinigt und verjüngt die Altershaut. Zusammen mit dem Lavendel und der Palmarosa, beides absolut großartige ätherische Öle für die Haut, kann sie sich entspannen und geschmeidig werden. Lavendel und Palmarosa können sogar pur auf die Haut aufgetragen werden. Das ätherische Öl der Karottensamen wirkt der Trockenheit entgegen und die Myrrhe macht die Haut widerstandsfähiger.

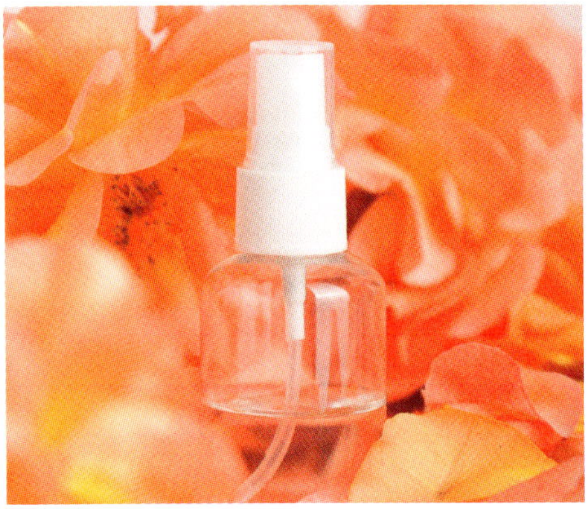

Rosenwasser duftet zart nach Rose, heilt mit sanfter Kraft Wunden und pflegt alternde Haut.

Mischen Sie alle Zutaten in einer Sprayflasche und nutzen Sie sie täglich, gern mehrfach, für Ihre Haut. Vorher die Flasche gut schütteln.

Bade- und Körperöl

70 ml Mandelöl • 30 ml Avocadoöl • 8 Tropfen Karottensamen
8 Tropfen Palmarosa • 5 Tropfen Myrrhe • 5 Tropfen Lavendel
2 Tropfen Patchouli

Dieses Öl für trockene und schuppige Haut eignet sich für den täglichen Bedarf. Hier wirken die ätherischen Öle von Palmarosa, Lavendel und Karottensamen besonders hautregenerierend. Die Myrrhe macht die Haut nicht nur widerstandsfähiger, sondern unterstützt geschädigte, alternde Haut auch dabei, sich zu erneuern. Das wunderbare, schwer duftende ätherische Öl der Patchoulipflanze hat auch eine positive Wirkung auf die Altershaut. Etwa 10 Milliliter dieser Mischung können auf eine volle Badewanne gegeben und in die Haut einmassiert werden. Oder Sie ölen sich nach dem Wannenbad oder der Dusche damit ein. Die Haut sollte immer feucht sein, wenn man sie pflegt, so kann die Mischung besser aufgenommen werden.

Achtung: Ölmischungen auf dem Badezimmerboden können sehr glatt und rutschig sein. Bitte seien Sie vorsichtig.

Hautentzündungen

Die Elastizität der Haut lässt im Alter nach. Oft trinken ältere Menschen zudem nicht genug, dadurch ist die trockene und schuppige Haut sehr anfällig für Entzündungen. Manchmal finden sich bakterielle, manchmal virale Ursachen. Auch empfindliche Haut, die auf Allergene reagiert, kann sich entzünden. Es kann aber auch eine Autoimmunerkrankung ursächlich für die Beschwerden sein.

Bakterielle Entzündungen der Haut

Die Wundrose *(Erysipel)* ist ein entzündlicher Bereich der Haut. Oft sind Bakterien die Ursache. Durch kleine Verletzungen können diese in die Haut eindringen. Eine Nagelbettentzündung wird auch durch Bakterien ausgelöst. Sie kann sowohl die Finger- als auch die Fußnägel betreffen.

Wundrosenspray

50 ml Rosenhydrolat • 50 ml Lavendelhydrolat • 8 Tropfen Lavendel
8 Tropfen Teebaum • 4 Tropfen Niaouli • 4 Tropfen Manuka

Die Grundlage sind hier zwei Hydrolate. Dazu kommen die ätherischen Öle des Lavendels und des Teebaums, beide stark antibakteriell wirkend. Niaouli *(Melaleuca viridiflora)* ist ein Verwandter des Teebaums. Beides sind Myrtengewächse und stammen von der Melaleuca-Gattung ab. Niaouli bietet einen vorbeugenden Schutz vor Hautschäden. Manuka ist der neuseeländische »Teebaum«. Das ätherische Öl des Manukabaums wirkt zellaktivierend.

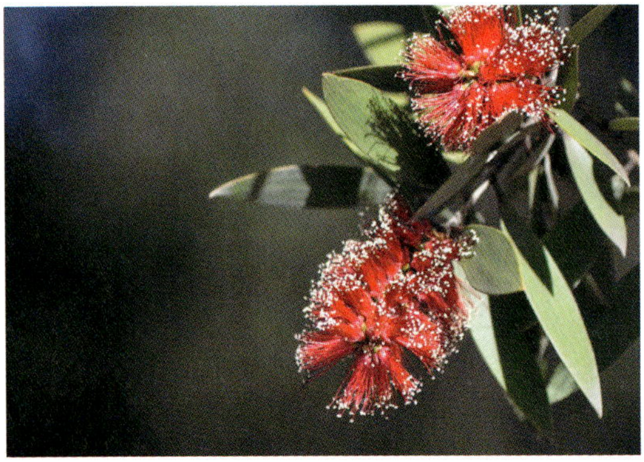

Das ätherische Öl von Niaouli bietet Haut und Schleimhaut einen großartigen Nutzen und beugt Hautschäden vor.

Bringen Sie Rosen- und Lavendelhydrolat zusammen, tropfen Sie die ätherischen Öle hinein und schütteln Sie vorsichtig. Das Wundrosenspray kann nun direkt auf die Wunde gesprüht werden. Bei Bedarf mehrfach am Tag wiederholen.

Pflegebad für Nagelbettentzündungen

10 g grobes Meersalz • 5 Tropfen Niaouli • 5 Tropfen Manuka
5 Tropfen Lavendel

Auch hier arbeiten die drei stark antibakteriell wirkenden ätherischen Öle Lavendel, Manuka und Niaouli intensiv zusammen. Niaouli hat eine ähnliche Wirkung wie eine Zugsalbe. Alle drei sind zudem wundheilend.

Betropfen Sie das Salz mit den ätherischen Ölen und lösen Sie es im warmen Wasser auf. Die Hände oder Füße etwa 30 Minuten darin baden. Danach vorsichtig abtupfen. Auf ein entzündetes Nagelbett können Sie Lavendel oder Niaouli mehrfach am Tag auch pur auftragen.

TIPP

Ist ein eingewachsener Nagel der Auslöser für immer wiederkehrende Entzündungen, sollten Sie den Arzt aufsuchen und die Stelle eventuell operieren lassen.

Virale Entzündungen

Jeder, der irgendwann mal an Windpocken erkrankt war, kann eine Gürtelrose bekommen. Es handelt sich um eine Zweitinfektion mit dem Varicella-Zoster-Virus. Diese virale Infektion der Haut ist außerordentlich schmerzhaft. Gürtelrose nennt man den Herpes Zoster, dessen Viren zur Familie der Herpesviren gehören. Menschen, die ein geschwächtes Immunsystem haben, über fünfzig Jahre alt sind und unter sehr viel Stress leiden, sind prädestiniert für eine Gürtelrose. Die Psyche spielt beim Herpes Zoster eine große Rolle. Auch wenn viele die psychische Belastung abstreiten oder negieren, zeigt der Körper ganz klar, unter welcher Anspannung er gerade steht. Deshalb sollte die Psyche immer mitbehandelt werden. Die Kombination aus antiviral wirkenden und emotional stärkenden ätherischen Ölen hat sich hier bewährt.

Anti-Viren-Hautspray

25 ml Melissenhydrolat • 25 ml Lavendelhydrolat • 5 Tropfen Melisse
5 Tropfen Ravintsara • 5 Tropfen Teebaum • 4 Tropfen Niaouli

In diesem Spray finden Sie ausschließlich antivirale ätherische Öle und Hydrolate. Die Melisse ist unübertroffen gegen Viren aller Art. Es ist ein sehr feines, zartes ätherisches Öl mit herausragender Kraft. Beide Bereiche, die körperliche und die emotionale Seite im Menschen, werden von ihm angesprochen. Ravintsara *(Cinnamomum camphora)* ist ein Lorbeergewächs, man sagt im Volksmund auch Kampferbaum. Er hat ein großes Wirkspektrum gegen Viren und ist gleichzeitig sehr haut-

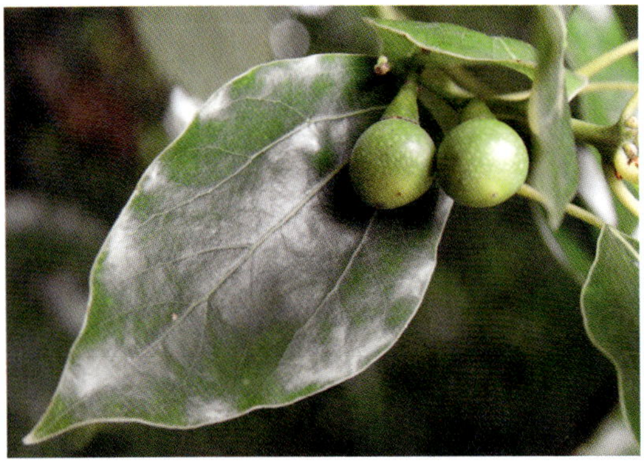

Der Kampferbaum ist ein sehr hautfreundliches ätherisches Öl mit einer starken antiseptischen Wirkung.

freundlich. Teebaum und Niaouli besitzen nicht nur antibakterielle, sondern auch antivirale Eigenschaften.

In einer Sprayflasche alle Zutaten mischen und auf die betroffenen Hautareale sprühen. Nach Bedarf auch mehrmals täglich.

Kühlendes Gürtelrosenspray

50 ml Melissenhydrolat • 50 ml Pfefferminzhydrolat • 6 Tropfen Rosengeranie • 5 Tropfen Cajeput • 5 Tropfen Pfefferminze • 4 Tropfen Niaouli

Eine Gürtelrose *(Herpes zoster)* ist meist sehr schmerzhaft. Durch den Entzündungsherd ist die Wunde oft warm. In diesem Fall werden das Pfefferminzhydrolat und das ätherische Pfefferminzöl als kühlende und das Melissenhydrolat und Cajeput als schmerzstillende Komponenten zusammengemischt. Niaouli trägt den hautfreundlichen Aspekt und die Rosengeranie wirkt als Allrounder: stark beruhigend, harmonisierend, schmerzlindernd und wundheilend.

Alle ätherischen Öle in die Hydrolate tropfen, vorsichtig schütteln und so häufig wie möglich am Tag auf die betroffenen Stellen sprühen.

Fuß- und Nagelpilz

Eine Behandlung von Fußpilz mit ätherischen Ölen ist oft langwierig und erfordert Disziplin und Geduld. Teebaum, Manuka und Lavendel können punktuell aufgetragen werden. Ein tägliches Fußbad hilft zusätzlich zur Behandlung. Nach dem Fußbad sollte eine Pflegemischung aufgetragen werden.

Bademischung gegen Fußpilz

20 Tropfen Teebaum • 20 Tropfen Manuka
20 Tropfen Lavendel • 20 Tropfen Palmarosa

Die ätherischen Öle von Teebaum, Lavendel und Manuka wirken gut gegen Fußpilz. Das asiatische Süßgras Palmarosa kann die Pilzproblematik zudem stark eindämmen und pflegt gleichzeitig hervorragend.

Füllen Sie die Grundmischung in eine braune 5-Milliliter-Leerflasche. Von dieser Grundmischung geben Sie dann täglich vor einem Fußbad 5 Tropfen auf 20 Gramm grobes Meersalz und lösen es in lauwarmem Wasser auf. Die Füße darin 25 bis 30 Minuten baden. Danach gut abtrocknen. Gern können Sie auch einen Tropfen aus dieser Mischung pur auf den Fußpilz auftragen. Ein Pflegeöl danach ist ratsam, denn der Fußpilz ist sehr hartnäckig, da braucht die Haut viel Pflege.

Pflegemischung bei Fußpilz

30 ml Mandelöl • 8 Tropfen Palmarosa • 5 Tropfen Manuka
5 Tropfen Rosengeranie • 4 Tropfen Lavendel

Diese Ölpflegemischung muss sehr lange immer wieder aufgetragen werden. Alle vier ätherischen Öle wirken gegen Pilze, sind aber zugleich sehr hautfreundlich und zellregenerierend.

Tropfen Sie die antifugalen ätherischen Öle in das Mandelöl und tragen Sie es regelmäßig auf die Füße auf. Es kann auch als Prophylaxe genutzt werden, wenn man zu Fußpilz neigt. Dann zum Beispiel vor und nach jedem Schwimmbadbesuch das Öl dünn auftragen. Da dann eventuell Rutschgefahr besteht, können Sie die ätherischen Öle vor dem Schwimmbadbesuch auch pur auftragen, am besten schon zu Hause, dann kann die Wirkung schon mal arbeiten.

Juckende Haut

Juckende Haut ist ein sehr unangenehmes, quälendes Symptom. Es kann viele Ursachen für eine sogenannte Pruritis geben. Die sehr trockene Altershaut ist anfällig dafür, aber auch manche organischen Erkrankungen, wie Leberfunktionsstörungen, Diabetes mellitus oder Niereninsuffizienz, lassen die Haut jucken. Mit ätherischen Ölen und fetten Basisölen können Sie das Symptom recht gut behandeln und ein Rezept speziell für die trockene, juckende Altershaut ist schnell gemischt.

TIPP

Wenn Sie die ätherischen Öle von Lavendel, Teebaum, Rosengeranie oder Palmarosa pur auftragen und das über längere Zeit, sollten Sie auch immer wieder eine Pflegemischung nutzen, zum Beispiel die im Rezept.

Ölmischung für trockene, juckende Altershaut mit Lavendel

50 ml Mandelöl • 50 ml Wildrosenöl • 8 Tropfen Lavendel
3 Tropfen Neroli • 2 Tropfen Rosengeranie • 2 Tropfen Zedernholz

Für die tägliche Hautpflege möchte ich Ihnen diese Mischung mit Lavendel vorschlagen. Vorausgesetzt, Sie mögen Lavendel, denn er spielt eine große Rolle in diesem Öl. Zusammen mit den juckreizstillenden fetten Ölen der Wildrose (Hagebuttenkernöl) und der Mandel kann er in dieser Pflegeölmischung morgens und abends aufgetragen werden. Die Rosengeranie macht die Mischung ein bisschen blumiger. Das Zedernholz und die Orangenblüte, auch Neroli genannt, vermindern den Juckreiz stark.

Sie können etwa 10 Milliliter dieser Mischung in eine volle Badewanne geben und dort in die Haut einmassieren. Oder Sie ölen sich nach dem Wannenbad oder der Dusche damit ein. Die Haut sollte immer feucht sein, wenn man sie pflegt, so kann die Mischung besser aufgenommen werden.

Ölmischung für trockene, juckende Altershaut mit Ylang-Ylang

50 ml Mandelöl • 50 ml Wildrosenöl • 6 Tropfen Ylang-Ylang
4 Tropfen Manuka • 2 Tropfen Narde • 2 Tropfen Zypresse

Auch hier stehen die hautregenerierenden Eigenschaften im Vordergrund. Die Alternative zum Lavendel ist in diesem Fall die exotische Blüte des Ylang-Ylang *(Cananga odorata)*, auch »Blume der Blumen« genannt. Sie duftet nicht nur exotisch und orientalisch, sondern nimmt vor allem den Juckreiz und pflegt die Haut. Ein anderes exotisches ätherisches Öl stammt von der Narde. Die Narde ist ein Baldriangewächs, aus deren Wurzeln man das ätherische Öl gewinnt. Es ist ein schweres, süß-holzig würziges Öl. Zypresse und Manuka stoppen den Juckreiz und geben der Haut die nötige Widerstandsfähigkeit. Nutzen Sie dieses Öl genauso wie die Körper- und Badeölmischung mit Lavendel.

Ekzeme

Ekzeme sind entzündliche, nässende, juckende Ausschläge auf der oberen Hautschicht. Sie entstehen meistens durch Kontakt mit hautreizenden Substanzen, wie Seife, Waschpulver, Desinfektionsmittel oder auch zu viel Wasser. Allergieauslösende Stoffe können ebenfalls Ekzeme hervorrufen.

Kühlendes Erste-Hilfe-Spray bei Ekzemen

50 ml Mandelöl • 50 ml Pfefferminzhydrolat • 6 Tropfen Lavendel
5 Tropfen Palmarosa • 5 Tropfen Bergamotte • 4 Tropfen Pfefferminze

Eine 100-Milliliter-Sprayflasche wird je zur Hälfte mit Mandelöl und Pfefferminzhydrolat gefüllt, dann kommen die ätherischen Öle hinzu. Diese Schüttelemulsion hat den Vorteil, dass die Haut gekühlt und befeuchtet wird, sodass das Mandelöl leichter aufgenommen werden kann. Das ätherische Pfefferminzöl kühlt zusätzlich, Lavendel und Palmarosa sind für die Hemmung der Entzündung und die Beruhigung der Haut zuständig. Bergamotte wirkt stark antibakteriell und desinfizierend. Bei Bedarf sprühen Sie die Mischung auf die betroffenen Hautareale.

Beruhigende Pflegeölmischung

30 ml Sanddornfruchtfleischöl • 20 ml Jojobaöl • 5 Tropfen Lorbeer
5 Tropfen Kamille blau • 3 Tropfen Manuka • 3 Tropfen Litsea

Schützende Hautöle wie Manuka und Kamille blau beruhigen die Haut sehr schnell. Der Lorbeer *(Laurus nobilis)* sorgt für eine rasche Zellerneuerung. Das ätherische Öl des kleinen japanischen Litsea-Baums duftet frisch und zitronig. Es ist hautstoffwechselanregend und sehr hautpflegend. Die beruhigende Mischung kann direkt nach dem Einsatz des Erste-Hilfe-Sprays gegen Ekzeme morgens und/oder abends als Pflege aufgetragen werden.

Neurodermitis

Das bekannteste Ekzem ist die Neurodermitis, eine chronisch-entzündliche Hauterkrankung, die häufig familiär auftritt. Sie kommt in Schüben und betrifft oft die Hände, die Ellenbeugen, die Kniekehlen, das Gesicht, aber auch die Kopfhaut. Das Quälende an der Neurodermitis ist der Juckreiz. Durch ständiges Kratzen wird die Haut verletzt, dadurch kommt es immer wieder zu Entzündungen. Die Haut ist gerötet, heiß, juckt und nässt.

Durch die Pflege mit ausgesuchten fetten und ätherischen Ölen kann der Haut und den gestressten Nerven sehr gut geholfen werden. Die emotionale Ebene von Neurodermitikern ist durch die ständig juckende Haut, das Kratzen und die Entzündungen oft dauerhaft überspannt, deshalb ist es auch hier sehr wichtig, beide Ebenen in die Pflegemischungen zu bringen. Viele Neurodermitiker leiden ihr ganzes Leben bis ins hohe Alter unter dieser Hautkrankheit.

Bei einem akuten Schub sprühen Sie am besten zuerst Rosenhydrolat direkt auf die entzündeten Stellen. Das kühlt und beruhigt die Haut. Sanddornfruchtfleischöl kann punktuell auf die juckenden Stellen aufgetragen werden.

Tägliche krautige Neurodermitis-Pflegemischung

80 ml Nachtkerzenöl • 20 ml Jojobaöl • 5 Tropfen Sanddornfruchtfleisch
3 Tropfen Lavendel • 1 Tropfen Cistrose • 1 Tropfen Zedernholz
1 Tropfen Karottensamen • 1 Tropfen Benzoe Siam

Tägliche blumige Neurodermitis-Pflegemischung

80 ml Nachtkerzenöl • 20 ml Wildrosenöl • 5 Tropfen Sanddornfruchtfleisch • 2 Tropfen Rose • 2 Tropfen Neroli • 1 Tropfen Lavendel
1 Tropfen Cistrose • 1 Tropfen Rosengeranie • 1 Tropfen Benzoe Siam

Für die tägliche Pflege können Sie zwischen einer eher krautig herben und einer blumigen Pflegemischung wählen. Alle enthaltenen ätherischen Öle, ob Lavendel, Rose, Karottensamen oder Cistrose, wirken extrem gut bei strapazierter, juckender Haut. Zugleich beruhigen sie die gestresste Psyche. Diese Mischungen können Sie mehrmals täglich auf die betroffenen Stellen auftragen.

TIPP

Bei einer Neurodermitis-Pflegemischung werden die ätherischen Öle sehr gering dosiert. Häufig reicht das pure Nachtkerzenöl, ohne ätherische Öle, schon aus. Die fetten Öle können gern untereinander ausgetauscht werden. Ihre Haut und Ihre Nase entscheiden über die Zusammensetzung des Pflegeöls.

Abszesse

Ein Abszess ist eine Eiteransammlung in einer geschlossenen Gewebehöhle. Oft sind Bakterien dafür verantwortlich. Sie treten vor allem bei Menschen mit Diabetes, geschwächtem Immunsystem und hoher Anfälligkeit für Allergien auf. Ätherische Öle, die antibakterielle Eigenschaften besitzen, und solche, die wie eine Zugsalbe wirken können, kommen hier zum Einsatz.

Abszess-Roll-on

10 ml Sesamöl • 10 Tropfen Niaouli
5 Tropfen Manuka • 5 Tropfen Galbanum

Sesam ist das fette Basisöl, das zusammen mit dem ätherischen Niaouli-Öl hilft, den Abszess zu lösen. Beide wirken wie eine Zugsalbe. Manuka arbeitet gegen Bakterien und Viren. Das ätherische Öl des Galbanumharzes spielt bei der Abszessauflösung eine wichtige Rolle und duftet krautig-würzig.

Füllen Sie alle Zutaten in einen Roll-on und rollen Sie ihn vorsichtig über den schmerzhaften Abszess. Tun Sie das immer wieder, auch schon bei ersten Anzeichen.

Abszess-Ölmischung

10 ml Johanniskrautöl • 10 Tropfen Teebaum
5 Tropfen Cajeput • 5 Tropfen Galbanum

Alle drei hier verwendeten ätherischen Öle sind sehr stark gegen Bakterien wirksam und somit ausgezeichnet geeignet, gegen schmerzhafte, hoch bakterielle Entzündungen wie den Abszess vorzugehen. Auch diese Mischungen sollten Sie so häufig wie möglich auftragen, bis der Abszess aufgebrochen ist und sich entleert hat.

Furunkel und Karbunkel

Ein Furunkel sieht aus wie ein Eiterpickel, liegt aber in tieferen Hautschichten. Der Haarbalg und das Hautareal um den Furunkel sind entzündet. Verschmelzen mehrere Furunkel, entsteht ein Karbunkel. Dieser ist äußerst schmerzhaft und sollte nicht selbst ausgedrückt werden. Beide können sehr gut mit ätherischen Ölen behandelt werden.

TIPP

Die beiden Ölmischungen können Sie auch sehr gut mit einem Wattestäbchen auftragen. Das Karbunkelöl kann auch auf eine Kompresse getropft und auf die betroffene Stelle gelegt werden.

Ölmischung gegen Furunkel

10 Tropfen Niaouli • 10 Tropfen Teebaum
10 Tropfen Cajeput • 10 Tropfen Manuka

Die Öle in einer 5-Milliliter-Leerflasche vermischen. Alle ätherischen Öle sind stark antibakteriell und antiseptisch in ihrer Wirkung, deshalb kann die Mischung mehrfach pur aufgetragen werden.

Achtung: Ätherische Öle sollten nie ins Auge gelangen. Die enthaltenen Stoffe reizen die Netzhaut und können ihr längerfristig schaden.

Ölmischung gegen Karbunkel

50 ml Johanniskrautöl • 10 Tropfen Niaouli • 10 Tropfen Galbanum
10 Tropfen Cajeput • 10 Tropfen Lavendel

Da der Karbunkel häufig großflächiger ist als der Furunkel, wird hier ein fettes Basisöl zum besseren Auftragen verwendet. Johanniskraut ist das Trägeröl und wirkt selbst auch entzündungshemmend. Niaouli, Galbanum sowie Cajeput dienen hier zur Schmerzlinderung, zur Entzündungshemmung und zur Unterstützung der Wundheilung. Lavendel wird als beruhigender Wundheil-Allrounder eingesetzt. Die Ölmischung können Sie vorsichtig auf die betroffenen Stellen tupfen und das häufig am Tag wiederholen.

Wunden

Eine Schädigung der Haut und des darunterliegenden Gewebes nennt man eine Wunde, mit der der Körper meist sehr gut zurechtkommt. Im höheren Alter kommt es allerdings immer wieder zu Wundheilungsstörungen. Ob eine große nässende Wunde oder eine kleine Verletzung, man kann sie ausgezeichnet mit ätherischen Ölen und fetten Pflanzenölen behandeln. Eine schnelle Wundversorgung verhindert Wundinfektionen, lindert Schmerzen und beschleunigt die Heilung.

Kleine Hausapotheke für Wunden

30 ml Mandelöl • 10 Tropfen Lavendel
5 Tropfen Rosengeranie • 5 Tropfen Immortelle

Diese kleine Hausapotheke darf in keinem Haushalt fehlen. Füllen Sie dafür ein Fläschchen mit Mandelöl und geben Sie die ätherischen Öle dazu. Der Allrounder Lavendel mit seinem großen Wirkspektrum, wenn es um Wunden geht, darf keinesfalls fehlen. Die Rosengeranie *(Pelargonium graveolens)* ist eine Duftgeranie, eine der wenigen Geranienarten, die sich für die Gewinnung eines ätherischen Öls eignen. Sie liefert ebenfalls ein wunderbares Wundöl. Sie ist stark desinfizierend, blutstillend, schmerzlindernd und lymphflussanregend.

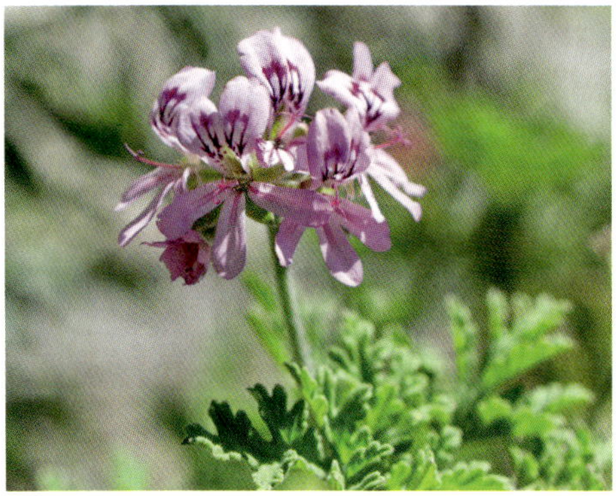

Die Rosengeranie zeichnet sich durch ihre extrem positive Wirkung auf die Haut aus. Das ätherische Öl kann pur aufgetragen werden.

Für die hämatomauflösende Wirkung ist die Immortelle verantwortlich. Sie nennt man im Volksmund auch gelbe Strohblume oder Currykaut, weil sie so schön nach frischem Curry duftet. Sie wirkt auch bei blauen Flecken Wunder. Diese Ölmischung können Sie direkt auf eine Wunde auftragen und dies bei Bedarf gern wiederholen.

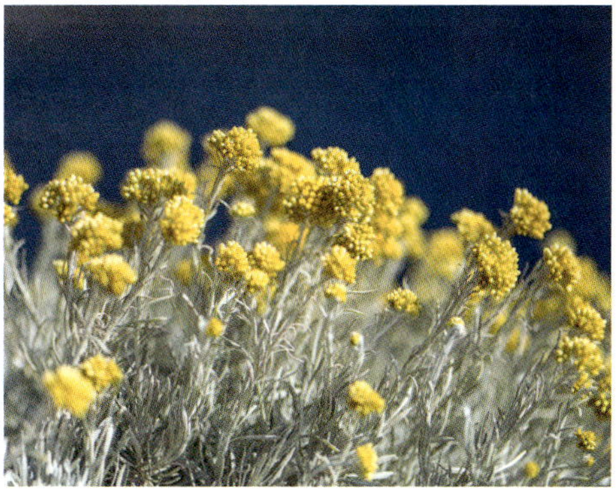

Immortelle bietet das beste und effektivste ätherische Öl, wenn es darum geht, Hämatome aufzulösen und Schmerzen zu lindern.

Akuter Unfall-Roll-on

25 ml Immortellenhydrolat • 25 ml Mandelöl • 10 Tropfen Rosengeranie
10 Tropfen Lavendel • 5 Tropfen Immortelle • 5 Tropfen Kamille blau

Die Immortelle *(Helichrysum italicum)* und das Immortellenhydrolat helfen, Blutergüsse aufzulösen. Die drei anderen ätherischen Öle Lavendel, Rosengeranie und Kamille blau decken weitere verletzungsbedingte Beschwerden, wie zum Beispiel Schmerzen, ab. Außerdem sind sie lymphabflussfördernd, hautstoffwechselanregend und wundheilungsfördernd. Die psychische Ebene wird gleichzeitig mitbehandelt. Der Schock lässt schnell nach, denn alle ätherischen Öle wirken beruhigend. Bei Stürzen oder anderen Verletzungen sollten Sie den Unfall-Roll-on sofort einsetzen. Er wird direkt über die stumpfe Verletzung gerollt. Bei offenen Wunden, wenn es toleriert wird, kann er ebenfalls angewendet werden.

TIPP

Ätherisches Lavendelöl ist die kleinste Hausapotheke der Welt. Es ist ein Muss in jedem Haushalt. Lavendel kann sofort und pur aufgetröpfelt werden, wenn sich jemand verletzt hat.

Narben

Narben markieren den Endzustand der Wundheilung. Sie entstehen durch eine tiefere Verletzung der Hautschichten. Ihr faserreiches Ersatzgewebe kann flach, gerötet, fest oder wulstig sein. Manchmal schmerzen Narben oder schränken die Bewegungsfreiheit ein. Mit der Pflege kann direkt nach der Operation oder dem Unfall gestartet werden.

Ölmischung bei frischen Narben

10 ml Johanniskrautöl • 10 ml Wildrosenöl
5 Tropfen Cistrose • 5 Tropfen Lavendel • 1 Tropfen Karottensamen

Das Öl für frische Narben enthält ausschließlich zellregenerierende ätherische Öle. Da wäre das Karottensamenöl, es stärkt und stabilisiert die Haut. Der Lavendel fördert die Wundheilung. Die seelischen Narben werden durch die Cistrose und den Lavendel ebenfalls gestreichelt. Das Narbenöl kann so häufig wie möglich und nach Bedarf vorsichtig auf die Narbe aufgetragen werden.

Ölmischung bei alten, wulstigen Narben

10 ml Johanniskrautöl • 10 ml Wildrosenöl
4 Tropfen Benzoe Siam • 1 Tropfen Karottensamen
1 Tropfen Rosengeranie • 1 Tropfen Palmarosa

Die beiden hautfreundlichen fetten Pflanzenöle, Johanniskrautöl und Wildrosenöl, werden in dieser Mischung komplettiert durch das Karottensamenöl, das die Hautregeneration fördert, die Rosengeranie, ein großartiges Hautpflege- und Narbenöl, Palmarosa, die Haut und Nerven schützt, und das Benzoe-Siam-Harz, das den Hautstoffwechsel unterstützt. Auch dieses Narbenöl kann so häufig wie möglich auf die Narbe aufgetragen werden.

Aromapower fürs Immunsystem

Ätherische Öle verfügen über Inhaltsstoffe, die das Immunsystem über die Haut oder die Schleimhäute erreichen und stärken können. Und da die Haut eng mit dem Immunsystem verbunden ist, hat die Hautpflege mit ätherischen Ölen gleich einen doppelten Effekt.

Eine intakte Immunabwehr setzt jedoch nicht nur körperliche Fitness voraus, sondern benötigt auch einen starken mentalen Zustand. Mit ätherischen Ölen lässt sich dieser im positiven Gleichgewicht halten. Denn mit ihren entspannungsfördernden Eigenschaften können ätherische Öle den Anspannungen des Alltags entgegenwirken und für Ausgleich sorgen. Die damit verbunden Zufriedenheit stärkt die Seele und das Immunsystem. Das Immunsystem kann zum Beispiel mit einfachen Dingen wie einer Duftmeditation unterstützt werden. Machen Sie sich jeden Tag eine kleine Wellness-Oase für zu Hause.

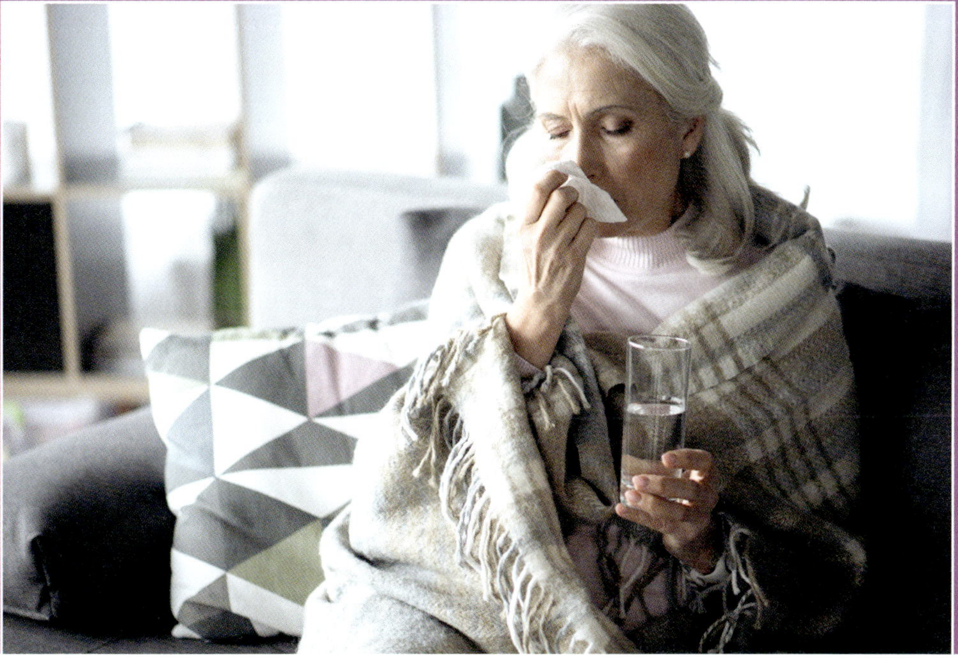

Das Immunsystem stärken

Um das Immunsystem zu stärken, braucht es nicht viel Aufwand. Schon ein täglicher Spaziergang bei jedem Wetter ist hier hilfreich, denn frische Luft und Bewegung sind gut für den Kreislauf und die Schleimhäute. Eine gesunde Ernährung mit vielen Vitaminen unterstützt das Immunsystem ebenfalls. Erholsamer Schlaf und ein niedrig gehaltener Stresslevel gehören außerdem dazu.

Mit ätherischen Ölen können Sie sich zusätzlich gesund halten. Ab und an eine entspannende Massage mit Aromaölen harmonisiert nicht nur die Haut, sondern lässt gleichzeitig die Seele entspannen. Sie reduzieren psychische Belastungen und Stress, kräftigen das Immunsystem und aktivieren sogar die körpereigenen Selbstheilungskräfte.

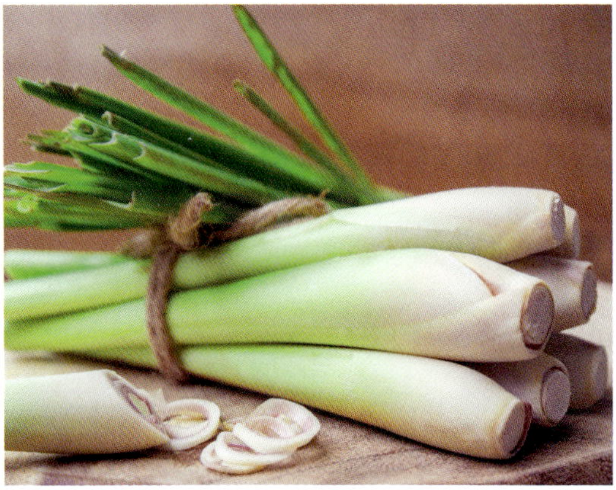

Der zitrus-herbe Duft des Lemongras stärkt nicht nur die Immunabwehr, er weckt auch die Lebensgeister.

Zur Stärkung des Immunsystems braucht es keine hohen Dosen. Wichtiger ist die Regelmäßigkeit, in der ätherische Öle angewendet werden sollten.

Stärkende Duftmischungen für das Immunsystem

BLUMIGE VARIANTE: 3 Tropfen Rosengeranie
2 Tropfen Palmarosa • 1 Tropfen Tulsi

ZITRONIGE VARIANTE: 3 Tropfen Limette
1 Tropfen Ravintsara • 1 Tropfen Lemongras

Die beiden Duftmischungen unterscheiden sich im Geruch. Die blumige Mischung ist geprägt durch das rosige Aroma von Rosengeranie und Palmarosa. Beide ätherischen Öle stärken das Immunsystem. Tulsi ist eine Basilikumart und duftet würzig. Daher braucht man nur sehr wenig. Es steigert die Vitalität und macht widerstandsfähiger gegen jegliche Art von Stress.

Die zitronig duftende Mischung ist geprägt durch die Limette und das Lemongras. Limette und Lemongras sind spritzige, frische Düfte und stärken nicht nur die Abwehrkräfte, sondern wecken auch die Lebensgeister. Lemongras stimuliert zudem den gesamten Organismus. Das Ravintsara peppt das Immunsystem und die Abwehrkräfte auf.

Tropfen Sie die ätherischen Öle in eine Duftlampe oder in einen Diffuser und atmen Sie sie tief ein – gern täglich oder sogar zweimal täglich. Bitte beachten Sie die genaue Tropfenanzahl.

TIPP

Lemongras ist ein immergrünes ein bis zwei Meter hohes westindisches Zitronengras. Es ist zum Verzehr geeignet, so ist es in der asiatischen Küche als Gewürz sehr beliebt. Sein zitroniger Geschmack verleiht jedem Gericht eine leichte Frische.

Fußbadesalz bei einem geschwächten Immunsystem

20 g grobes Meersalz • 4 Tropfen Bergamotte • 2 Tropfen Rosengeranie
2 Tropfen Thymian CT Linalool • 1 Tropfen Basilikum

Mit einem abendlichen Fußbad können Sie das Immunsystem kräftigen. Bergamotte wirkt immunstimulierend, die Rosengeranie mit ihren vielfältigen Eigenschaften unterstützt das Immunsystem ebenfalls, genauso wie Thymian. Das Basilikum ist zusätzlich Balsam für die Seele.

Für ein Fußbadesalz nehmen Sie 20 Gramm grobes Meersalz und träufeln die ätherischen Öle darauf. In einer Schüssel mit warmem Wasser lösen Sie die Salz-Ölmischung auf und baden die Füße darin 20 bis 30 Minuten. Bei Bedarf kann warmes Wasser nachgegossen werden. Einmal täglich ein solches Fußbad bringt das geschwächte Immunsystem wieder in Schwung.

Erkältungen auskurieren

Unter einer klassischen Erkältung versteht man Schnupfen, Husten, Unwohlsein und einen »dicken« Kopf. Es ist ein Infekt der oberen Atemwege, der bakteriell oder viral bedingt sein kann. Die ersten Anzeichen einer Erkältung können schnell und unkompliziert mit den ätherischen Ölen des Eukalyptus und der Nadelgehölze behandelt werden, beispielsweise mit den folgenden Rezepten.

Erkältungsdampfbad

20 g grobes Meersalz • 4 Tropfen Lorbeer
4 Tropfen Orange • 2 Tropfen Eukalyptus globulus

Der Eukalyptus globulus hat eine besondere Aufgabe in dieser Dampfbadmischung. Er wirkt nicht nur antibakteriell und antiviral, sondern hat zudem hochwirksame schleimlösende Eigenschaften. Die Nasen- und Stirnhöhlen werden zügig frei und das Atmen fällt wieder leichter. Der Lorbeer mit seinem feinen Duft pflegt die Schleimhaut und wirkt ebenfalls stark auswurffördernd. Eine zarte Zitrusnote bringt hier die Orange. Sie hat auch vielfältige Qualitäten bei Erkältungskrankheiten, unter anderem ist sie antibakteriell und entzündungshemmend.

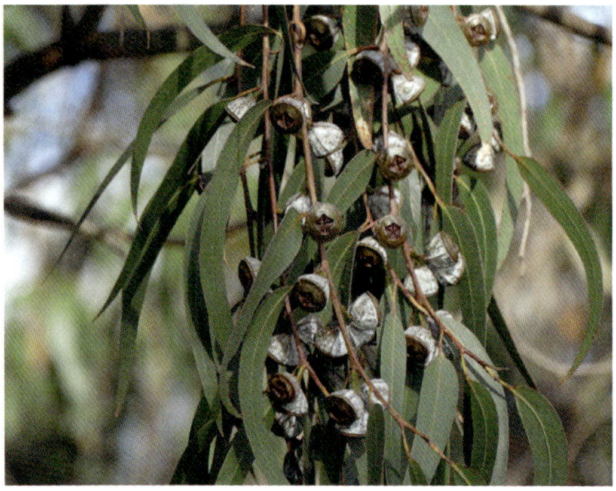

Eukalyptus globulus hat enorme schleimlösende und desinfizierende Eigenschaften – das ideale Erkältungsöl.

Für ein Dampfbad geben Sie das Salz in eine Schüssel und tropfen die ätherischen Öle darauf. Sprudelnd heißes Wasser dazugeben. Lassen Sie den ersten, viel zu heißen Wasserdampf wegziehen und halten Sie dann den Kopf mit einem Handtuch bedeckt über die Schüssel. Wenn es Ihnen möglich ist, genießen Sie 15 bis 20 Minuten das warme Dampfbad und atmen dabei tief ein und aus. Zwischendurch kann gern die Nase geputzt werden. Lassen Sie das Wasser mit den ätherischen Ölen danach für mindestens 24 Stunden stehen, am besten im Schlafzimmer.

Erkältungsfußbad

20 g grobes Meersalz • 5 Tropfen Lavendel
5 Tropfen Bergamotte • 3 Tropfen Weißtanne

Die Weißtanne erinnert an einen Waldspaziergang und lässt uns wohl auch deshalb tiefer durchatmen. Sie wirkt stark keimtötend. Der Lavendel hat auch eine antiseptische, keimtötende Wirkung. Es ist das ätherische Öl mit dem größten Wirkspektrum. Die Bergamotte mit ihrem sinnlichen Duft wirkt immunstärkend und ebenfalls stark antibakteriell.

Für ein Fußbadesalz nehmen Sie 20 Gramm grobes Meersalz und träufeln die ätherischen Öle darauf. Lösen Sie das Salz in einer Schüssel mit warmem Wasser und baden Sie die Füße für circa 20 Minuten darin. Bei Bedarf kann warmes Wasser nachgegossen werden. Einmal täglich ein solches Fußbad unterstützt das geschwächte Immunsystem.

TIPP

Lassen Sie die Schüssel mit dem aromatisierten Wasser über Nacht stehen und geben Sie es erst am nächsten Tag in die Toilette, in den Ausguss, in die Waschmaschine oder in den Trockner, die dadurch gleich noch desinfiziert werden.

Schnupfen

Beim Schnupfen sind die Nasenschleimhäute entzündet und geschwollen, das erschwert die Nasenatmung. Oft geht dem eine bakterielle oder virale Infektion voraus. Um das lästige eitrige Sekret, das sich bildet, schnell loszuwerden, sollten Sie handeln. Mit antibakteriellen, antiviralen, schleimlösenden, abschwellenden und entzündungshemmenden ätherischen Ölen verhindern Sie, dass die Infektion in die tieferen Atmungsorgane rutschen kann.

Grundmischung für Dampfbad und Duftlampe

10 Tropfen Lavendel • 10 Tropfen Mandarine rot • 9 Tropfen Cajeput • 7 Tropfen Eukalyptus globulus • 5 Tropfen Douglasfichte

Eine Grundmischung ist eine Mischung aus rein ätherischen Ölen. Von hier aus können dann verschiedene Anwendungen starten. Ein Schnupfen kann damit vielseitig behandelt werden. In dieser Mischung spielt der Lavendel eine große Rolle, aber auch der Eukalyptus globulus mit seinen schleimlösenden Merkmalen. Cajeput wirkt desinfizierend und antibakteriell. Die Douglasfichte bringt einen wunderbar waldigen Duft in die Mischung und ist ebenfalls schleimlösend aktiv. Einen orangig frischen Duft ergänzt die Mandarine. Mandarine rot *(Citrus reticulata)* ist ein sehr beliebtes ätherisches Öl und wird oftmals auch solo in der Duftlampe genutzt. Das aus der reifen Fruchtschale gepresste ätherische Öl hat einen einzigartigen Inhaltsstoff, Methylanthranilat, ein aromatischer Ester, der sehr stark angstlösend wirkt.

> **TIPP**
>
> Machen Sie das Dampfbad nicht direkt vor dem Zubettgehen und schalten Sie dann auch nicht den Vernebler ein. Durch die schleimlösende Wirkung kann es sein, dass Sie noch geraume Zeit nach der Anwendung die Nase putzen müssen. Das hindert Sie am Einschlafen.

Für ein Dampfbad geben Sie von dieser Grundmischung fünf Tropfen in eine Schüssel. Gießen Sie sprudelnd heißes Wasser darauf und lassen Sie den ersten, noch sehr heißen

Wasserdampf wegziehen, bevor Sie den Kopf, mit einem Handtuch bedeckt, über die Schüssel halten. Wenn es Ihnen möglich ist, bleiben Sie 15 bis 20 Minuten über dem Dampfbad und atmen Sie tief ein und aus. Zwischendurch kann gern die Nase geputzt werden. Lassen Sie das aromatisierte Wasser noch mindestens 24 Stunden stehen, am besten im Schlafzimmer. Danach können die Zimmerpflanzen damit gegossen werden.

In die Duftlampe oder den Diffuser geben Sie sechs bis acht Tropfen der Schnupfen-Grundmischung in ausreichend Wasser, täglich ein- bis zweimal. Eukalyptus globulus wirkt stark schleimlösend, viel Naseputzen ist jetzt angesagt.

Nase-frei-Roll-on

10 ml Mandelöl • 2 Tropfen Cajeput
2 Tropfen Eukalyptus radiata • 3 Tropfen Bergamotte

Das ätherische Öl des Cajeputbaums ist stark keimtötend und wirkt besonders gut bei verstopften Nasen. Der sanfte Eukalyptus radiata ist der heilsame Allrounder bei grippalen Infekten. Für die Frische ist die Bergamotte verantwortlich. Sie ist ebenfalls gegen Bakterien und Viren wirksam. Ihr Zitrusduft rundet den Roll-on ab. Sie können ihn täglich nach Bedarf unter der Nase entlangrollen und den Duft tief einatmen.

Heuschnupfen und andere allergische Schnupfen

Rhinitis allergica, der Heuschnupfen, ist eine Reaktion auf Reizstoffe, die über die Nasenschleimhaut aufgenommen werden. Die Nasenschleimhaut spricht bei Allergikern recht intensiv auf bestimmte Stoffe, im häufigsten Fall Blütenpollen, an. Anders als beim Schnupfen müssen hier die Ursachen gedämpft, die Symptome behandelt und die Zellen gestärkt werden, die die Histaminausschüttung fördern. Vor allem ätherische Öle, die in der Lage sind, Zellmembranen zu stabilisieren, kommen jetzt zum Einsatz.

Auch Reizstoffe in bestimmten Nahrungsmitteln, Tierhaare, Hausstaubmilben oder spezielle Stäube in einigen Berufen lösen einen lästigen Fließschnupfen aus. Hier helfen die folgenden Rezepte ebenfalls weiter.

Roll-on bei Heuschnupfen

10 ml Mandelöl • 5 Tropfen Zypresse • 5 Tropfen Zeder

Diese Mischung kann Ihnen bei Heuschnupfensymptomen Linderung verschaffen. Mandelöl pflegt die empfindliche Haut unter der Nase, Zypresse und Zeder wirken juckreizstillend und hautberuhigend, mindern die Histaminausschüttung und wirken zusammenziehend auf Schleimhäute und Tränendrüsen.

Den Roll-on mit den angegebenen Zutaten füllen und schütteln. Bei Bedarf unter der Nase entlangrollen und den Duft tief einatmen, auch mehrmals am Tag.

Heuschnupfen-Inhalationsstick

5 Tropfen Zypresse • 5 Tropfen Melisse • 3 Tropfen Zeder

In diesem Stick finden Sie die gleichen ätherischen Öle wie im Roll-on: Zeder und Zypresse als typische Heuschnupfen lindernde ätherische Öle. Zusätzlich die Melisse mit ebenfalls antiallergischen Merkmalen und einem zarten, einzigartigen Duft.

Den Inhalationsstick können Sie ganz einfach herstellen. Sie brauchen dafür das Stickgehäuse, das aussieht wie ein dünner leerer

Lippenstift. Dazu gehört eine feste Watterolle. Auf diese Watterolle tropfen Sie die ätherischen Öle, verschließen den Stick und stecken ihn vorsichtig in ein Nasenloch. Nun mehrfach tief einatmen und dann im anderen Nasenloch genauso wirken lassen. Der Stick kann je nach Bedarf auch vor dem Zubettgehen benutzt werden.

Stirn- und Nasennebenhöhlenentzündungen

Hierbei handelt es sich um immer wiederkehrende Entzündungen der Höhlen hinter der Nase und der Stirn, die langwierig und schmerzhaft sein können. Auslöser sind vermehrte Infekte oder allergische Prozesse. Ein bestimmter Stirn- oder Druckkopfschmerz verschlimmert sich bei Bewegung, besonders wenn man den Kopf nach vorn kippt. Ein weiteres Anzeichen ist der Klopfschmerz: Schmerzt es bei leichtem Klopfen auf die Stirn oder das Jochbein, wissen Sie, dass dort ein entzündlicher Prozess festsitzt. Mit ätherischen Ölen kann rasch Linderung erfolgen und bei geduldiger Anwendung auch eine vollständige Heilung.

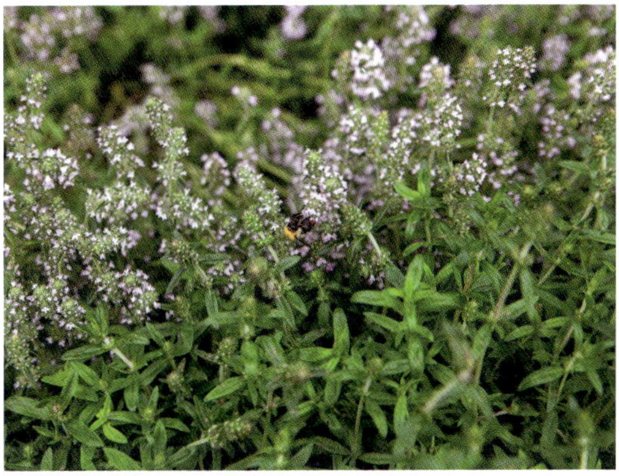

Thymian zeichnet sich vor allem durch seine milde aber starke Wirkung auf Haut und Schleimhaut aus.

Nasen-Dampfbad

10 g grobes Meersalz • 2 Tropfen Grapefruit • 1 Tropfen Thymian CT Linalool • 1 Tropfen Eukalyptus radiata • 1 Tropfen Angelikawurzel

Ein klassisches ätherisches Öl bei chronischen Nasen- und Stirnhöhlenentzündungen ist Thymian CT Linalool. Er wirkt stark gegen Bakterien, Pilze und Viren und ist durch seinen hohen Linalool-Anteil, der besonders gut auf die Schleimhaut anspricht und Menschen mit geringen Abwehrkräften unterstützt, ein sanfter Inhaltsstoff mit großer Effektivität. Linalool pflegt die Haut und unterstützt den Reparaturmechanismus der Hautzellen.

Die Angelikawurzel fördert die Durchblutung der Schleimhaut. Der Eukalyptus radiata unterstützt mit seinem sanften Duft den Heilungsprozess, da er schleimlösend, entzündungshemmend und stark antibakteriell wirkt. Mit ihrer positiven Wirkung auf den Hautstoffwechsel und ihre desinfizierende Eigenschaft rundet die Grapefruit diese Mischung ab.

Für ein Dampfbad geben Sie das grobe Meersalz in eine Schüssel und tropfen die ätherischen Öle darauf. Sprudelnd heißes Wasser dazugeben. Lassen Sie den ersten, viel zu heißen Wasserdampf wegziehen und halten Sie dann den Kopf mit einem Handtuch bedeckt über die Schüssel. Wenn es Ihnen möglich ist, genießen Sie 15 bis 20 Minuten das warme Dampfbad und atmen dabei tief ein und aus. Zwischendurch kann gern die Nase geputzt werden. Lassen Sie das Wasser mit den ätherischen Ölen danach für mindestens 24 Stunden stehen, am besten im Schlafzimmer.

Nasenöl

10 ml Mandelöl • 1 Tropfen Angelikawurzel
1 Tropfen Benzoe Siam • 1 Tropfen Cajeput

Nach einem wohltuenden Dampfbad, bei dem die Nasenneben- und Stirnhöhlen in Schwung gebracht wurden, kann sich die Schleimhaut der Nase mit einem speziellen Nasenöl entspannen. Die Angelikawurzel durchblutet sie, das Benzoe-Siam-Harz beruhigt und pflegt sie und Cajeput hält den Weg in diesen Bereich frei von Bakterien und Viren. Mischen Sie die Zutaten in einer Pipettenflasche und tropfen Sie je nach Bedarf täglich einen Tropfen in jedes Nasenloch.

Halsschmerzen

Halsschmerzen sind oft Anzeichen einer Erkältung. Der Hals brennt, ist gerötet und schmerzt. Häufig hat man Beschwerden beim Schlucken. Dann sollte abgeklärt werden, ob es sich um eine Angina handelt, eine entzündliche eitrige Mandelentzündung, bei der manchmal auch Fieber auftritt. Immer können Mundspülungen oder Gurgeln mit ätherischen Ölmischungen sowie Dampfbäder die Symptome der Halsschmerzen lindern.

Halsschmerzenspray

50 ml Orangenblütenhydrolat • 4 Tropfen Zitrone • 2 Tropfen Neroli
2 Tropfen Manuka • 2 Tropfen Teebaum • 2 Tropfen Thymian CT Linalool

Das Halsschmerzenspray ist ein idealer und schneller Helfer bei den ersten Anzeichen von Halsschmerzen. Sie tropfen die ätherischen Öle in das Orangenblütenhydrolat, schütteln und sprühen direkt hinten in den Hals, bei Bedarf auch mehrmals am Tag. Alle Zutaten agieren antiseptisch. Im breiten Spektrum werden Keime abgetötet und das Immunsystem erfährt eine Stärkung. Das ätherische Öl des Neroli und das dazugehörende Orangenblütenwasser haben allein schon eine beachtliche Wirkung gegen Bakterien. Beim Neroli werden die kostbaren zarten weißen Blüten destilliert. Es entsteht ein wundervoll duftendes ätherisches Öl mit etwa 400 verschiedenen Inhaltsstoffen. Neroli ist das Schocköl Nummer eins. Man nutzt es, um Schockzustände zu verhindern oder um einen bestehenden Schock zu lösen, indem man die Betroffenen direkt an der Flasche riechen lässt. Ein paar Mal tief einatmen reicht schon aus.

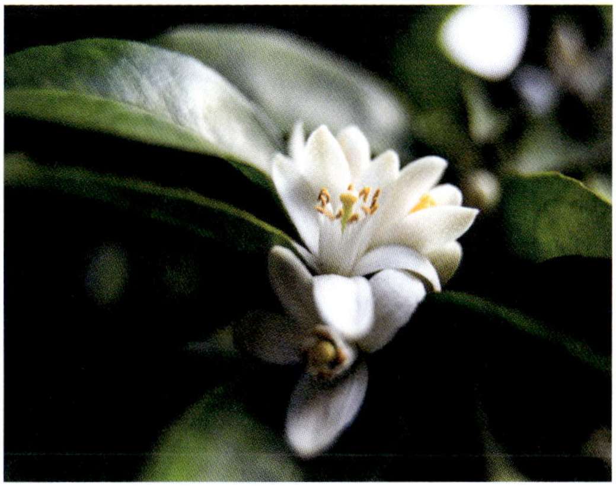

Neroliöl hat nicht nur ein großes Wirkspektrum gegen Keime, sondern kann auch (mentalen) Schocks entgegenwirken.

Grundmischung für Dampfbad, Mundspülung und zum Gurgeln bei Halsschmerzen

10 Tropfen Teebaum • 10 Tropfen Manuka • 10 Tropfen Ravintsara
6 Tropfen Mandarine rot • 3 Tropfen Salbei

Teebaum und Manuka verhindern die aufkommende Entzündung durch ihre stark antibakterielle Beschaffenheit. Ravintsara und Mandarine rot agieren entzündungshemmend und immunstimulierend. Der Salbei *(Salvia officinalis)* hat eine stark antivirale Wirkung und wirkt auch schon in geringer Dosis sehr effektiv, insbesondere bei infektiösen Erkrankungen. Diese Grundmischung kann auch sehr gut für die Prophylaxe, das heißt als vorbeugende Maßnahme, genutzt werden. Alle ätherischen Öle werden in eine kleine braune Leerflasche getropft und miteinander vermischt. Nehmen Sie davon bei Bedarf drei Tropfen in Wasser zum Gurgeln, für eine Mundspülung oder für ein Dampfbad.

TIPP

Während der Erkältungszeit ist es wichtig, viel zu trinken. Salbeitee tut besonders gut. Es können Blätter des frischen Salbeis oder auch getrocknete Salbeiblätter im Teebeutel oder lose verwendet werden. Mit dem Sud kann zudem gegurgelt werden, so werden Mund und Rachen gut bespült.

Husten

Gerade im hohen Alter neigen wir leichter zu einer Infektion in den Atemwegen. Bei Husten sind meist die Schleimhäute der Bronchien gereizt. Schmerzen beim Atmen kommt gehäuft dazu. Das Husten ist ein Mechanismus, der Schleim voller Bakterien oder Viren löst und abtransportiert. Dazu muss der Schleim flüssig genug sein und sich gut abhusten lassen. In der Aromatherapie nutzen wir deshalb sehr gute schleimlösende Mischungen.

Grundmischung bei Husten für Dampfbad und Duftlampe

10 Tropfen Grapefruit • 10 Tropfen Limette
10 Tropfen Fichtennadeln sibirisch • 10 Tropfen Latschenkiefer
5 Tropfen Myrte türkisch • 4 Tropfen Salbei • 2 Tropfen Majoran

Diese wunderbare Grundmischung soll den Husten so schnell wie möglich eliminieren. Zu gleichen Teilen nutzen wir hier Grapefruit und Limette mit ihren desinfizierenden und entzündungshemmenden Merkmalen, dazu Fichtennadel und Latschenkiefer mit ihrer den Schleim verdünnenden, lösenden und auswurffördernden Beschaffenheit. Das Myrtenöl wirkt bei Inhalationen sehr entspannend und außerdem auch schleimlösend. Salbei hat eine sehr stark keimtötende Wirkung. Das alte Küchenkraut und Volksheilmittel Majoran *(Origanum majorana)* hat ebenfalls schleimlösende Eigenschaften.

Von der Grundmischung geben Sie einmal täglich drei bis vier Tropfen in die Duftlampe oder den Vernebler. Für ein Dampfbad tropfen Sie drei Tropfen auf grobes Meersalz. Sprudelnd heißes Wasser dazugeben. Lassen Sie den ersten, viel zu heißen Wasserdampf wegziehen und halten Sie dann den Kopf mit einem Handtuch bedeckt über die Schüssel. Wenn es Ihnen möglich ist, genießen Sie 15 bis 20 Minuten das warme Dampfbad und atmen dabei tief ein und aus. Zwischendurch kann gern die Nase geputzt werden. Lassen Sie das Wasser mit den ätherischen Ölen danach für mindestens 24 Stunden stehen, am besten im Schlafzimmer.

TIPP

Majoran kann wunderbar in die heimische Küche eingebracht werden. Es hat ein unglaubliches Aroma und hilft über die Ernährung bei vielen Beschwerden wie Schlaflosigkeit, Unruhe, Rheuma und Gicht – als Kraut und als ätherisches Öl.

Beruhigende Ölmischung für eine hustenfreie Nacht

50 ml Mandelöl • 6 Tropfen Zirbelkiefer • 4 Tropfen Tonka
3 Tropfen Lavendel • 3 Tropfen Fichtennadel

Für die Nacht muss ein beruhigendes Brustöl her. Die Zirbelkiefer hilft, den Herzschlag zu senken, und verlängert damit die Tiefschlafphase. Die Tonkabohne wirkt entspannend auf das Nervensystem, ebenso wie der Lavendel. Unser Allrounder hat in dieser Mischung viele Aufgaben. Zum einen lässt er uns gut schlafen, zum anderen wirkt er entzündungshemmend, entkrampfend und beruhigt den Hustenreiz. Die Fichtennadel vermag den Hustenreiz ebenfalls einzudämmen und durch den sanften, holzigen und balsamischen Duft fühlt man sich gut gebettet und kann besser durchschlafen.

Die Mischung sollte abends vor dem Zubettgehen auf Brust und Rücken sanft einmassiert werden. Dabei tief einatmen.

TIPP

Diese Ölmischung kann auch als Badeöl genutzt werden. Auf ein Wannenbad geben Sie etwa 20 Milliliter davon. Während Sie in der Wanne liegen, können Sie das Öl, das auf dem Wasser schwimmt, in die Haut einmassieren. Dabei dürfen Sie den Duft tief einatmen. Am Ende bitte vorsichtig das Badezimmer verlassen. Öl an den Füßen und dann auf den Fliesen kann sehr rutschig sein. Am besten direkt ins Bettchen gehen.

Duftende Pflege der Sinnesorgane

Unser Gesicht verändert sich im Laufe der Jahre sichtbar. Wir bekommen Falten. Es wachsen Haare an Stellen, wo früher keine waren. Unsere Sinnesorgane verändern sich ebenso. Die Augen lassen in ihrer Sehkraft nach, das Gehör spielt auch nicht mehr so mit, der Geschmackssinn wird dünner. Nur unser Geruchssinn funktioniert, wenn er gesund ist, immer hervorragend.

Ätherische Öle können dazu beitragen, diese Sinne zu schärfen und vor ihrer Abnahme schützen. So kann man die Augen herrlich mit dem kühlenden Hydrolat erfrischen und ihre Durchblutung ankurbeln. Das Gehör wird wesentlich verbessert, wenn man keine Entzündung provoziert, durch zu trockene Haut und durch eine angebrachte Pflege des Gehörganges. Der Geschmack kann sich erheblich verfeinern, wenn man die Mundpflege richtig anwendet.

Lassen Sie uns die Augen, die Nase und die Ohren pflegen, indem wir ihnen mit der Aromatherapie eine besondere Behandlung zukommen lassen. Mit glücklichen und entspannten Sinnesorganen lässt es sich leichter leben.

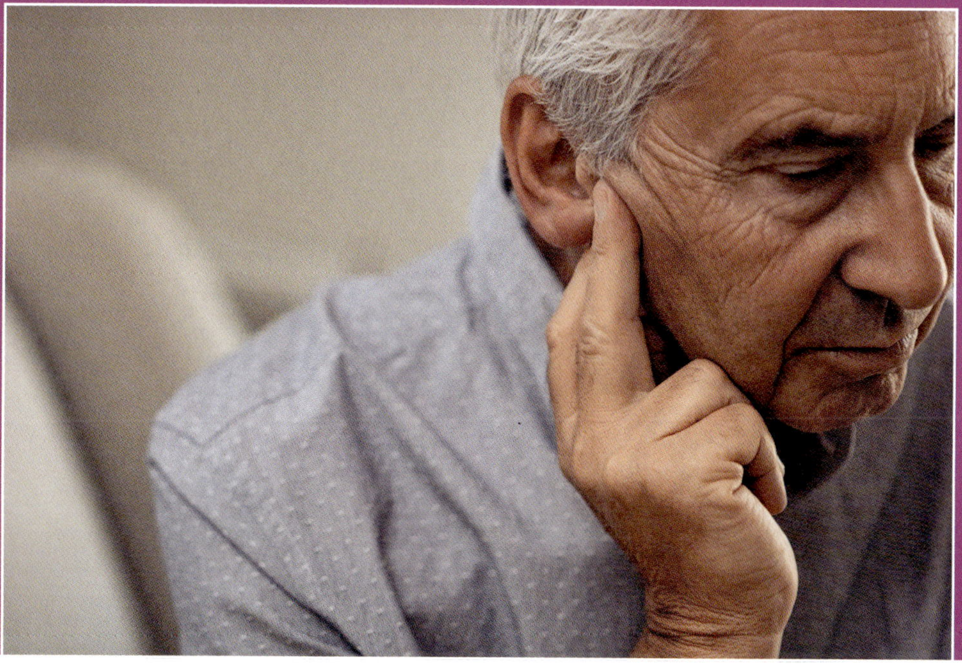

Nase

Die Nase ist unser Geruchsorgan an der vordersten Front. Mit ihr beginnt das Riechen. Ist sie in ihrer Funktion gestört oder verletzt, kann der Duftstoff nicht richtig verarbeitet werden. Doch wenn wir nicht mehr richtig riechen, können depressive Verstimmungen entstehen. Auch wenn es uns nicht besonders bewusst ist, spielt unser Geruchssinn eine immens große Rolle in unserem täglichen Leben.

Ist die Nase verstopft, wie bei einem Schnupfen, pflegen wir sie mit bestimmten schleimlösenden ätherischen Ölen (siehe Seite 21). Wir können aber auch prophylaktische Maßnahmen ergreifen und die Nasenschleimhaut täglich pflegen. So ist sie gegen Keime stets abwehrbereit, ein Leben lang. Es braucht dafür nur sehr geringe Mengen an ätherischen Ölen.

Nasenöl zur täglichen Pflege

5 ml Mandelöl • 1 Tropfen Angelikawurzel
1 Tropfen Fichtennadel sibirisch • 1 Tropfen Benzoe Siam

Bei diesem Nasenöl wird nicht nur die innere Nasenschleimhaut gepflegt, sondern auch die äußeren Nasenflügel und das Jochbein werden eingecremt. Die ätherischen Öle haben ja die Eigenschaft, durch die Haut zu wandern, deshalb ist die Pflege von außen durchaus möglich und sinnvoll. Angelikawurzel ist durchblutungsfördernd, das Benzoe-Siam-Harz wirkt antiseptisch, schleimlösend und entzündungshemmend, die Fichtennadel hat zusätzlich einen sanften haut- und schleimhautaufbauenden Effekt. Das Nasenöl kann täglich außen wie innen angewendet werden. Je einen Tropfen zur Nacht an und in jedes Nasenloch reiben – das ist die ideale Nasenpflege.

TIPP

Beide Nasenölmischungen können auch auf Wattestäbchen getropft und damit vorsichtig innen und außen aufgetragen werden.

Nasenöl bei trockener Schleimhaut

10 ml Mandelöl • 1 Tropfen Kamille blau • 1 Tropfen Karottensamen
1 Tropfen Lavendel • 1 Tropfen Benzoe Siam

In diesem Nasenöl kommen die hautzellregenerierenden ätherischen Öle Kamille blau, Karottensamen sowie Lavendel zum Einsatz. Benzoe Siam fördert zudem den Hautstoffwechsel. Mischen Sie die Zutaten am besten in einer Pipettenflasche. Dann können Sie morgens und abends in jedes Nasenloch leicht einen Tropfen hineingeben.

Augen

Vor allem mit einem wundervoll duftenden Rosenwasser können Sie Ihre Augen sehr schön pflegen. Morgens ein kühlendes Wattepad mit einem Rosenhydrolat auflegen – und schnell verschwinden die unschönen Schwellungen von der Nacht. Auch die abendliche Reinigung von Augen und Haut ist mit einem Hydrolat besonders wirkungsvoll. Sie entfernt auch kleinste Partikel, die Haut und Schleimhäute angreifen könnten.

Rosenwasser für die Augen

Rosenhydrolat (alternativ Pfefferminzhydrolat)

Je ein Wattepad mit dem Hydrolat tränken, gut ausdrücken und auf die Augen legen. Wenn es nicht mehr kühlt, können Sie die Pads einfach erneut befeuchten. Morgens bei müden oder schweren Augen anwenden. Bei entzündlichen Augen, wie bei einer Bindehautentzündung, auch am Abend.

Achtung: Bitte darauf achten, dass das Hydrolat nicht direkt ins Auge gelangt.

TIPP

Sollte das Auge versehentlich doch einmal Kontakt zu ätherischen Ölen bekommen haben, dieses nicht mit Wasser, sondern mit Sonnenblumenöl oder Milch ausspülen.

Ohren

Unsere Ohren wollen auch gepflegt werden. Hier ist ein Mittelmaß wichtig, denn zu viel Pflege ist auch nicht gut, vor allem, wenn Sie zu Entzündungen im Gehörgang neigen. Eine geeignete Pflegemischung für einen juckenden oder brennenden Gehörgang lässt sich abends oder morgens auftragen. Sie entspannt die Haut und vermindert eine Überproduktion von Ohrenschmalz oder Ohrpfropfen. Ein gepflegtes Ohr, innen wie außen, überträgt die Akustik besser und kann sehr viel leichter mit einer Hörhilfe ausgestattet werden. Sicherlich wissen Sie: Wer gut hört, nimmt am Leben mehr teil. Und wer mehr am Leben teilnimmt, ist glücklicher und verbundener mit anderen Menschen.

Blumige Gehörgangsmischung

30 ml Mandelöl • 2 Tropfen Neroli • 2 Tropfen Melisse
2 Tropfen Benzoe Siam • 1 Tropfen Rosengeranie

Die hier verwendeten Öle haben sehr viele hautfreundliche Inhaltsstoffe und vor allem die Melisse übernimmt die Aufgabe, Entzündungen zu hemmen. Mischen Sie alle Zutaten in einem Fläschchen und tränken Sie bei Bedarf einen Wattbausch damit, den Sie für die Nacht in den Gehörgang legen, aber natürlich nicht zu tief. Sie können den Eingang ins Ohr auch einfach mit der getränkten Watte betupfen.

Krautige Gehörgangsmischung

30 ml Mandelöl • 5 Tropfen Manuka
5 Tropfen Lavendel • 5 Tropfen Kamille blau

Die krautig-würzige Mischung versammelt entzündungshemmende, juckreizstillende und zellregenerierende ätherische Öle in einem wertvollen Mandelöl als Basis. Manuka ist ein stärkendes Öl für Haut, Schleimhaut und auch Psyche. Kamille blau wirkt stark entzündungshemmend und hautpflegend. Lavendel beruhigt und ist und bleibt der Allrounder. Mischen Sie auch hier alle Zutaten in einem Fläschchen und tränken Sie bei Bedarf einen Wattebausch damit, den Sie über Nacht vorsichtig in den Gehörgang legen. Sie können den Eingang ins Ohr auch einfach mit der getränkten Watte betupfen.

Achtung: Die Ölmischungen bitte nicht direkt in den Gehörgang tropfen.

Mittelohrentzündungen

Die Mittelohrentzündung begleitet uns bis ins hohe Alter. Durch eine Erkältung mit Schnupfen kann die Röhre zwischen dem Mittelohr und dem Nasenflügel anschwellen und so den Abfluss von Sekret verhindern. Der Druckausgleich zwischen Mittelohr und Nase kann nicht mehr erfolgen, der Druck auf das Innenohr erhöht sich und löst unangenehme Schmerzen aus. Ätherische Öle, die das Abschwellen der Schleimhaut und die Auflösung des Pfropfens beschleunigen, dominieren hier die Mischungen. Außerdem nutzen wir ätherische Öle, die die Schmerzen lindern.

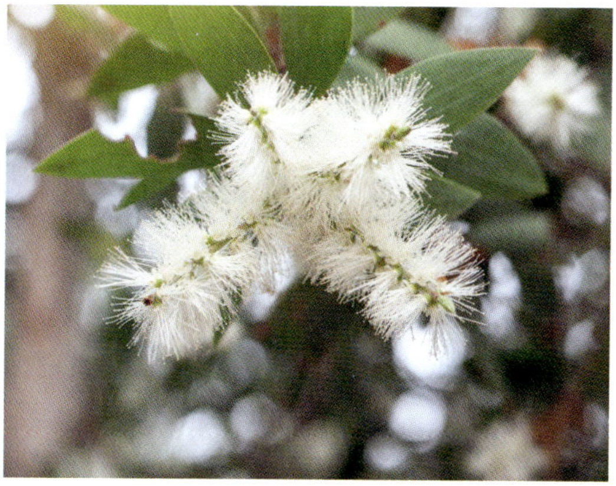

Das Cajeputöl hat zudem antibakterielle, antivirale und desinfizierende Eigenschaften. Seine Wirkkraft bei Entzündungen ist sensationell.

Schnelle Hilfe bei Mittelohrentzündung

5 ml fettes Öl (Mandelöl, Olivenöl oder Sonnenblumenöl)
5 Tropfen Cajeput

Sobald sich eine Mittelohrentzündung ankündigt, sollten Sie sehr schnell handeln. Nehmen Sie irgendein fettes Öl, das Sie gerade zu Hause haben, und tropfen Sie Cajeput dazu. Streichen Sie diese

Mischung nun um das gesamte Ohr und auf die ganze Ohrmuschel, vorn und hinten. Der Gehörhang wird nur so weit eingeölt, wie der Finger entspannt hineinkommt. Wiederholen Sie das immer wieder, bis die Schmerzen weg sind. Das ätherische Cajeputöl wirkt schmerzstillend, entzündungshemmend und durchblutungsfördernd.

Achtung: Noch einmal der wichtige Hinweis: Tropfen Sie niemals ätherische oder fette Öle in den Gehörgang.

Nie wieder Mittelohrentzündung

20 ml Johanniskrautöl • 10 Tropfen Lavendel
10 Tropfen Teebaum • 5 Tropfen Palmarosa

Neigen Sie zu immer wiederkehrenden Mittelohrentzündungen, können Sie vorbeugend etwas tun. Mischen Sie sich die Zutaten zusammen, tränken Sie einen Wattebausch damit und legen Sie ihn in den Gehörgang. Tun Sie das beispielsweise einmal wöchentlich in der Erkältungszeit.

Lavendel und Teebaum sind stark antiseptisch, aber auch hautpflegend. Palmarosa duftet nicht nur sehr schön, sondern hat zudem hautfreundliche Eigenschaften, die ihn auch für empfindliche Haut auszeichnen. Außerdem ist Palmarosa hochwirksam gegen Viren, Bakterien und Pilze.

TIPP

Wer regelmäßig in die Schwimmhalle oder in einen öffentlichen Pool geht, kann sich auch einen in der Ölmischung getränkten kleinen Wattebausch in die Ohren stecken und die Badekappe drüberziehen. Damit ist die Gefahr einer Ohrentzündung wesentlich geringer.

Mundum gesund

In der zweiten Lebenshälfte ist es noch wichtiger, den Mundraum und die Zähne gut zu pflegen. Dieser Bereich kann Senioren Sorge bereiten. Doch beispielsweise durch die tägliche Nutzung von Mundwässern können Zähne, Mundschleimhaut und Zahnfleisch gesund bleiben. Ätherische Öle können bei Zahnfleischbluten, Zahnfleischentzündungen, Zahnschmerzen, Mundgeruch und auch Karies helfen. Zahnersatz und Zahnspangen brauchen eine gute Substanz an Zahnfleisch, das ordentlich durchblutet und kräftig ist. Geeignete Pflanzenwässer wirken hier wahre Wunder.

All diese kleinen täglichen Helfer können nicht nur die Zahnarztbesuche verringern, sondern auch die damit verbundenen Zahnschmerzen oder sogar Zahnausfall stoppen. Hier kommt es besonders auf die richtige Prophylaxe an.

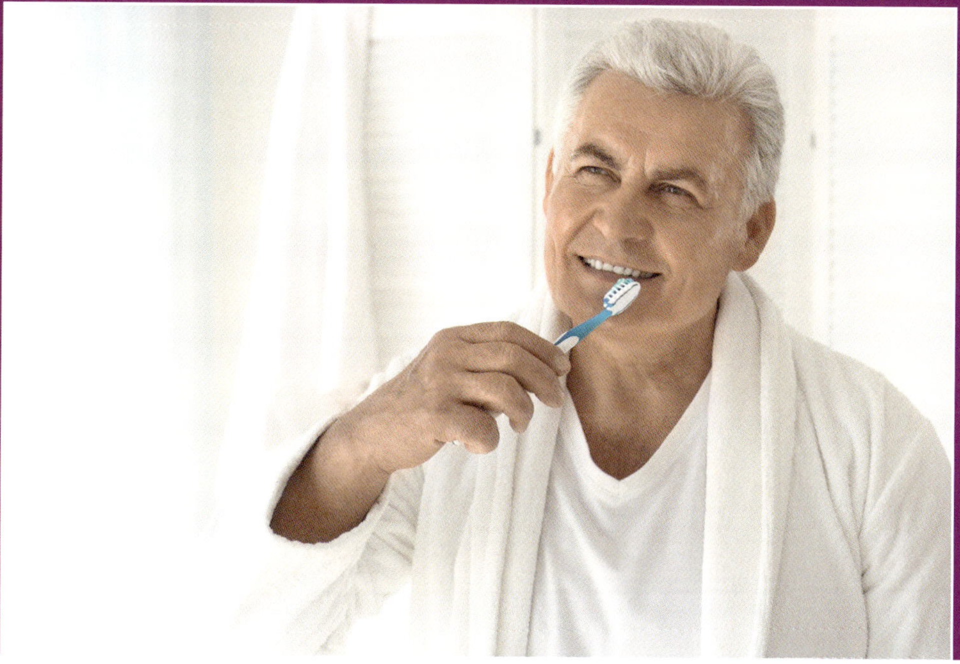

Täglich wirksame Mundpflege

Zur täglichen Mundpflege können Sie Pflanzenwässer und ätherische Öle zu ganz einfachen Mundspülungen zusammenmischen. Eine Spülung sollte morgens und abends erfolgen. Wenn Sie starke oder immer wiederkehrende Zahn- und Zahnfleischprobleme haben, sollten Sie sogar nach jeder Mahlzeit spülen. Das Ölziehen kann in diesen Fällen auch helfen, es ist eine ganz besondere Form der Mundpflege (siehe Seite 105).

Tägliche Mundspülung mit Hydrolaten

100 ml Pfefferminz-, Lavendel- oder Teebaumhydrolat
5 Tropfen Zitrone, Lavendel, Pfefferminze oder Teebaum

Mischen Sie sich aus dieser Auswahl das, was Ihnen guttut und was Sie vom Geruch her mögen, in einer Flasche. Nach leichtem Schütteln nehmen Sie morgens und abends jeweils einen Schluck aus der Flasche und spülen den Mund damit ordentlich durch und spucken die Mischung dann aus. Eventuell auch nach jeder Mahlzeit. Gern können Sie die Zutaten nach einer Zeit variieren.

Mundspülung ohne Hydrolate

5 ml Wasser • 4 Tropfen Lavendel oder Teebaum oder Pfefferminze

Sollten Sie keine Hydrolate zur Hand haben, können Sie eine ganz einfache Mundspülung jeden Tag neu zusammenmischen. Auf ein kleines Glas mit lauwarmem Wasser geben Sie die ätherischen Öle des Lavendels, der Pfefferminze oder

TIPP

Vor einer Zahnbehandlung oder Zahnoperation sollten Sie eine Woche lang mit dem Lavendelhydrolat plus zehn Tropfen Lavendel spülen. Nach der Zahnbehandlung eine Woche lang mit Teebaumhydrolat plus fünf Tropfen Teebaumöl vier- bis fünfmal täglich spülen. So erreichen Sie eine hervorragende antibakterielle Vor- und Nachbereitung der Mundflora.

des Teebaums und schwenken es etwas. Die ätherischen Öle schwimmen dennoch obenauf, was aber kein Problem ist. Diese drei ätherischen Öle dürfen ja auch pur auf die Haut oder auf die Schleimhaut aufgetragen werden, deshalb stören sie bei der Mundspülung keineswegs. Nehmen Sie einen Schluck von dem Gemisch in den Mund, spülen und gurgeln Sie, bevor Sie es wieder ausspucken. Auch diese Prozedur sollten Sie morgens und abends und eventuell zusätzlich nach den Mahlzeiten durchführen.

TIPP

Es ist eine schöne und gesunde Angewohnheit, nach dem Essen einen Kardamomsamen zu kauen. Das fördert die Verdauung und erfrischt den Atem.

Ölziehen

100 ml Sesamöl • 5 Tropfen Pfefferminze • 5 Tropfen Karottensamen
5 Tropfen Zitrone • 2 Tropfen Kardamom

In dieser Ölmischung befindet sich die Pfefferminze mit der Aufgabe, die Mundflora zu entgiften und zu erfrischen. Zur Stabilisierung des Zahnapparats kommt das ätherische Öl der Karottensamen hinein. Die Zitrone ist für die antiseptische Wirkung verantwortlich. Karieskeime und Hefepilze werden durch das ätherische Kardamomöl reduziert. Das Basisöl aus den Sesamsamen ist zusätzlich entgiftend.

Das Ölziehen sollte am frühen Morgen erfolgen. Nehmen Sie circa einen halben Teelöffel von dieser Mischung in den Mund und bewegen Sie sie etwa fünf Minuten lang hin und her, gern auch länger. Ziehen Sie das Öl vor allem zwischen den Zähnen hindurch – dann wird auch dort gereinigt, wo die Zahnbürste nicht hinkommt. Tiefer sitzende Keime können so aus dem Zahnfleischgewebe herausgezogen werden. Nach dem Ölziehen spucken Sie den Speichelschaum in den Restmüll (bitte nicht in Waschbecken oder Toilette). Spülen Sie den Mund mit klarem Wasser aus und putzen Sie die Zähne.

Ölziehen ist wundheilend, entzündungshemmend und vermindert die Fremdkeime. Es sorgt für eine gesunde Mundflora, kann täglich oder als Kur über einen längeren Zeitraum angewendet werden. Es beugt Parodontitis vor und ist auch als Behandlung geeignet.

Achtung: Beim Ölziehen bitte nicht gurgeln.

Zahnschmerzen

Bei Zahnschmerzen kann die Zeit bis zum Zahnarzttermin mit ätherischen Ölen überbrückt werden. Sie ersparen aber leider nicht den Gang zum Zahnarzt. Gegen Zahnschmerzen habe ich Öle ausgesucht, die punktuell aufgetragen werden können.

Einzelöle gegen Zahnschmerzen

Je 1 Tropfen Teebaum, Manuka, Niaouli oder Lorbeer

Einen Tropfen der genannten ätherischen Öle auf den Finger geben und vorsichtig auf den schmerzenden Zahn und das Zahnfleisch reiben. Das kann den Schmerz kurzzeitig lindern und die Entzündung mindern. Nehmen Sie das ätherische Öl aus dieser Auswahl, das Sie gerade da haben und mögen.

Zahnschmerzöl mit Nelke

10 ml Mandelöl • 1 Tropfen Nelkenöl

Wegen seiner hautreizenden Eigenschaften darf das ätherische Nelkenöl nicht pur aufgetragen werden. Da es aber besonders gut bei Zahnschmerzen hilft, verwenden Sie Mandelöl zur Verdünnung.

Mischen Sie das Öl und tunken Sie ein Wattestäbchen hinein. Auf den schmerzenden Zahn legen und vorsichtig draufbeißen.

TIPP

Die getrockneten Blütenknospen der Gewürznelke können Sie auch direkt auf den Zahn legen und vorsichtig darauf herumkauen.

Zahnfleischentzündungen und -bluten

Ist das Zahnfleisch entzündlich, können Sie mit Pinselungen und Spülungen der Zahntaschen helfen. Vorsichtiges Massieren des Zahnfleischs mit einer weichen Zahnbürste stärkt zudem die Schleimhaut. Druckstellen von schlecht sitzenden Prothesen können mit einem gesonderten Öl, nämlich dem Sanddornfruchtfleischöl, betupft werden. Das schmeckt auch noch sehr gut.

Zahnfleischbluten ausheilen

100 ml Pfefferminz- oder Lavendelhydrolat • 5 Tropfen Lavendel
3 Tropfen Manuka • 1 Tropfen Oregano
1 Tropfen Nelke • 1 Tropfen Myrrhe

Bei Zahnfleischbluten können Sie mit einer Mischung auf der Basis von einem Lavendel- oder Pfefferminzhydrolat spülen. Die ätherischen Öle von Lavendel und Manuka pflegen das Zahnfleisch und desinfizieren gleichzeitig. Oregano und Nelke haben eine stark keimtötende Wirkung, besonders im Mundraum, dürfen aber nur gering dosiert werden. Eine adstringierende Wirkung hat die Myrrhe. Mehrmals täglich mit dieser Mischung spülen.

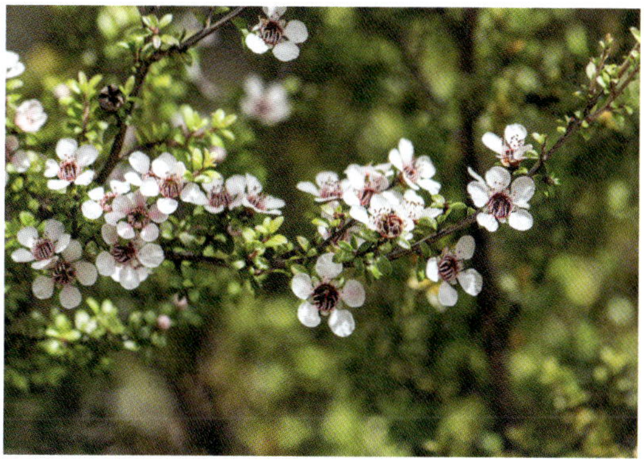

Das ätherische Manukaöl wird aus den Blättchen gewonnen. Es wirkt nicht nur entzündungshemmend, sondern stärkt auch die Nerven.

Für die Zahnfleischkräftigung

30 ml Sanddornfruchtfleischöl • 10 Tropfen Karottensamen

Nach dem Ölziehen, dem Zähneputzen und/oder der Zahnfleischspülung können Sie das Zahnfleisch vorsichtig mit dieser Mischung massieren. Dazu nehmen Sie ein paar Tropfen auf den Zeigefinger und verteilen die Mischung auf dem Zahnfleisch, innen und außen. Das Karottensamenöl stabilisiert den Zahnhalteapparat, Sanddorn regeneriert und fördert die Epithelisierung der Schleimhaut, außerdem schmeckt es sehr gut. Die Anwendung sollte immer nach dem Essen stattfinden.

Achtung: Sanddornfruchtfleischöl färbt sehr stark und lässt sich aus der Kleidung nur sehr schwer rauswaschen.

TIPP

Mit Sanddornfruchtfleischöl können Sie zusätzlich das Immunsystem stärken. Nehmen Sie dafür morgens fünf Tropfen davon zum Frühstück, über das Müsli getropft oder direkt in den Mund. Es schmeckt wunderbar nach Sanddorn. Das Sanddornfruchtfleischöl besitzt viele Vitamine.

Mundgeruch

Mundgeruch verhindern Sie allein schon durch eine tägliche ausgezeichnete Mundpflege. Alle bakteriell bedingten Gerüche werden durch erfrischende, wohltuende und belebende ätherische Öle reduziert. Haben Sie die Ursache erfolgreich behoben, können Sie durch eine regelmäßige Anwendung der Spülungen den Mundgeruch dauerhaft fernhalten. Auch ein Zungenspatel kann, bei täglicher Anwendung, den Mundgeruch auflösen.

Nie mehr Mundgeruch – die tägliche Mundspülung

100 ml Pfefferminz- oder Salbeihydrolat • 5 Tropfen Pfefferminze
5 Tropfen Zitrone • 3 Tropfen Ravintsara • 2 Tropfen Myrrhe

Die ätherischen Öle in eine Leerflasche einfüllen und mit einem der Hydrolate auffüllen. Gern können Sie beide Hydrolate je hälftig nutzen. Pfefferminze, Zitrone und Ravintsara haben einen erfrischenden Aspekt. Das Myrrheharz übernimmt die Mundpflege. Vor jeder Anwendung muss die Flasche geschüttelt werden. Nach Bedarf oder nach jeder Mahlzeit den Mund spülen.

Schneller Helfer Pfefferminze

1 Tropfen Pfefferminze

Haben Sie keine Gelegenheit zum Mundspülen oder die Ölmischung nicht dabei, können Sie zur Pfefferminze als super schnelle Hilfe greifen. Eine kleine Fünf-Milliliter-Flasche mit dem ätherischen Öl passt in jede Handtasche und kann bei Bedarf sofort verwendet werden. Dazu tropfen Sie einen Tropfen Pfefferminzöl auf den Handrücken und lecken ihn ab. Der Mund wird erfrischt und der Mundgeruch verfliegt sofort. Die Anwendung kann mehrfach wiederholt werden.

TIPP

Eine weitere Möglichkeit, den Mund gut zu pflegen, ist die tägliche Anwendung der Myrrhentinktur. Geben Sie fünf Tropfen der Tinktur in ein Glas mit warmem Wasser und spülen oder gurgeln Sie damit.

Die Verdauung stabilisieren

Ist unsere Verdauung gestört, ist auch das Wohlbefinden beeinträchtigt. Auch Angst, Wut oder Zorn zeigen sich bei manchen sofort über Magen oder Darm. Phänomene wie Ärger oder Aufregung können sich in Bauchschmerzen, Blähungen, Übelkeit, Verstopfungen oder Durchfall zeigen. Was hier hineinspielt: Wir besitzen noch ein zweites, ganz wichtiges Gehirn, das Bauchhirn. Es besteht aus circa 100 Millionen Nervenzellen und ist über das Rückenmark mit dem Gehirn im Kopf verbunden. Bauchhirn und Kopfhirn arbeiten eng zusammen. Die Darm-Hirn-Achse ist dabei sehr wichtig, denn sie beeinflusst unser Handeln und Tun gewaltig. Nicht umsonst sagen wir: »Es ist mir etwas auf den Magen geschlagen« oder »Man soll auf sein Bauchgefühl hören«. Dieses Bauchhirn steuert unser Fühlen, Denken und Erinnern. Sind wir zufrieden, sorgt es für die Ausschüttung sogenannter Glückshormone im Gehirn, die die guten Gefühle noch verstärken.

Viele der körperlichen Beschwerden im Verdauungstrakt können wir mithilfe der ätherischen Öle erfolgreich behandeln, indem wir gleichzeitig den seelischen Bereich unterstützen. Symptome von Sodbrennen bis Hämorrhoiden werden dabei reduziert und annehmbar gemacht. Ein verdorbener Magen und vieles mehr lässt sich mit den Aromamitteln sehr gut kurieren oder zumindest unterstützen.

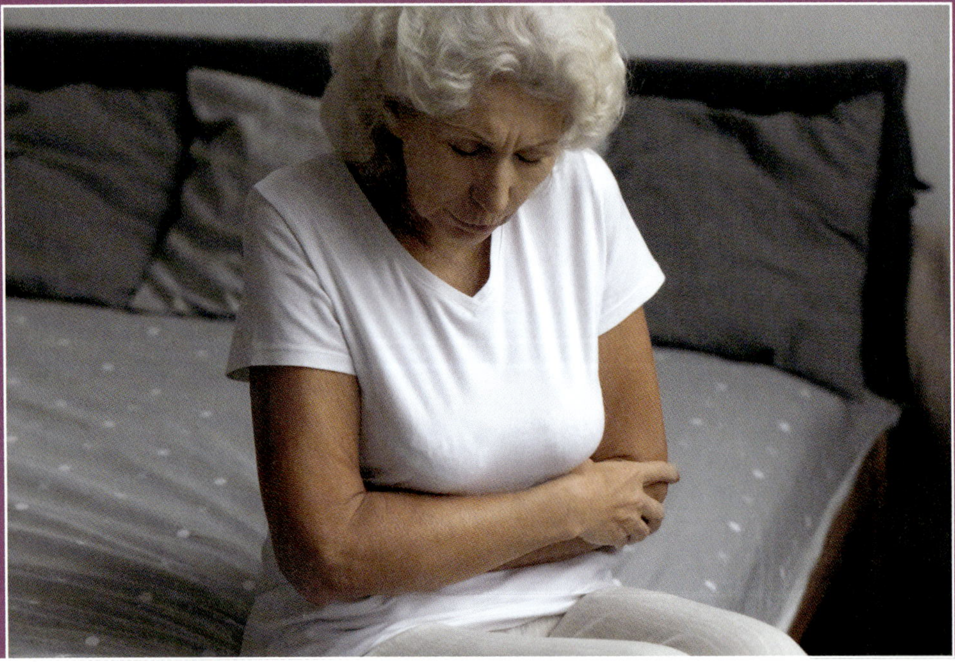

Übelkeit

Übelkeit ist ein flaues Gefühl in der Magengegend, eine Befindlichkeitsstörung, die die unterschiedlichsten Ursachen haben kann. Das Pfefferminzöl ist hier das Mittel der Wahl. Die Pfefferminze mit ihren Brechreiz verhindernden Eigenschaften hilft rasch. Einen Tropfen auf die Hand und daran riechen, das lässt die Gemütslage schon entspannen und es wird zügig besser. Wer Pfefferminze nicht mag, kann zu Zitrusdüften greifen. Wichtig ist, eventuelle organische Ursachen abzuklären.

Erste Hilfe bei Übelkeit

1 Tropfen Pfefferminze oder Angelikawurzel

Geben Sie einen Tropfen eines der beiden Öle auf die Handinnenfläche und riechen Sie intensiv daran.

Zitrusdüfte gegen Übelkeit

Zitrone, Mandarine rot, Grapefruit, Limette, Orange oder Bergamotte

Alle Zitrusdüfte dürfen direkt aus der Flasche gerochen werden. So ein Fläschchen können Sie immer dabei haben. Einfach Flasche auf und intensiv riechen. Welcher Zitrusduft es ist, entscheidet Ihre Nase.

TIPP

Zitrusdüfte kippen nach anderthalb bis zwei Jahren. Sollte der Duft muffig oder schlecht riechen, dann ist er verdorben und kann nicht mehr verwendet werden. Zitrusdüfte müssen frisch und richtig gut zitrusartig riechen.

Sodbrennen

Die Refluxkrankheit, auch Sodbrennen genannt, ist der Rückfluss von Magensäure und Mageninhalt aus dem Magen in die Speiseröhre. Dies führt zu einem brennenden Schmerz oberhalb des Bauches, der hinterm Brustbein bis zum Hals ausstrahlen kann. Aufstoßen und Schluckbeschwerden sind ebenfalls typische Symptome und oft ist die Speiseröhre entzündet.

Schnelle Hilfe bei Sodbrennen

1 Teelöffel Rosenhydrolat

Rosenhydrolat wirkt beruhigend und stillt die Entzündung in der Speiseröhre. Bei Sodbrennen können Sie einen Teelöffel Rosenhydrolat in ein Glas geben, mit circa 150 Milliliter Wasser auffüllen, umrühren und schluckweise trinken.

Tägliche Bauchmassage

1 Teelöffel fettes Öl (Mandelöl oder Olivenöl) • 1 Tropfen Basilikum

Gegen den brennenden Schmerz kann eine Massage mit einem Tropfen Basilikum erfolgen. Dazu tropfen Sie das ätherische Basilikumöl in einen Esslöffel Mandel- oder Olivenöl und massieren es vorsichtig in den Oberbauch ein. Basilikum hat eine starke positive Wirkung auf den Verdauungstrakt.

TIPP

Basilikum ist eine einjährige mediterrane Kräuterduftpflanze, die längst ihren Platz in der Küche gefunden hat. Wer viel mit Basilikum kocht, hat das geschätzte Würzkraut auch als Heilpflanze auf dem Tisch.

Bauchschmerzen

Bauchschmerzen begleiten unterschiedliche Erkrankungen verschiedener Organe. Sie sind vielseitig und können auch emotionale Ursachen wie soziale Probleme, persönliche Überforderung, Stress oder Angst haben. Gerade im Alter können uns Sorgen Bauchschmerzen bereiten. Ich stelle Ihnen hier zwei Ölmischungen gegen Bauchschmerzen vor. Beide sprechen organische Probleme und die Gefühlsebene an.

Hilfe bei Bauchschmerzen

1 Teelöffel Olivenöl • 1 Tropfen Basilikum

Das ätherische Basilikumöl versorgt beide Ebenen, die emotionale und die körperliche. Es entkrampft und beruhigt den Verdauungstrakt, außerdem wirkt es besonders gut gegen depressive Verstimmungen und Angst, die die Bauchschmerzen auslösen können. Basilikum *(Ocimum basilicum)* zeichnet sich durch eine hervorragende Wirkung auf Magen und Darm aus. Man nennt ihn aber zugleich auch Balsam für die Seele.

Geben Sie einen Tropfen Basilikum in das Olivenöl und reiben Sie es oberhalb des Solarplexus, etwa zehn Zentimeter oberhalb des Bauchnabels, ein.

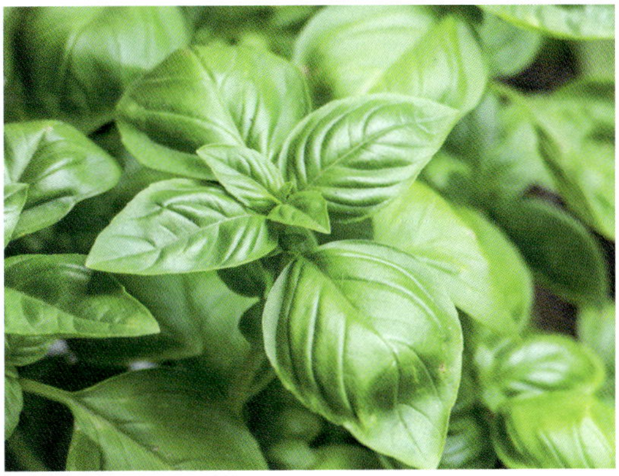

Auch als Würzkraut kann Basilikum seine beruhigende Wirkung entfalten.

Ölmischung gegen Bauchschmerzen

50 ml Johanniskrautöl • 6 Tropfen Bergamotte • 3 Tropfen Basilikum
2 Tropfen Zedernholz • 2 Tropfen Angelikawurzel • 2 Tropfen Tonka

In der Bauchschmerzmischung sind Bergamotte und Basilikum mit ihren positiven Einflüssen auf den Verdauungstrakt und die Seele zu finden. Für die psychische Stabilität sind Zedernholz und Angelikawurzel zuständig. Beide Öle geben Kraft und die Tonkabohne lindert die Schmerzen.

Die Mischung bei Bedarf auf den gesamten Ober- und Unterbauch reiben.

Bauchkrämpfe

Bauchkrämpfe können durch verdorbenes Essen, zu wenig Verdauungssäfte, gewisse Unverträglichkeiten und zu viel oder zu schnelles Essen ausgelöst werden. Der Krampf ist ein schmerzhaftes Zusammenziehen der Muskeln im Bauchraum. Ein Reizdarm oder Reizmagen kann auch Krämpfe auslösen. Vorsichtige Massagen des Bauchs können Erleichterung und Entspannung bringen.

Würziges Massageöl bei Bauchkrämpfen

50 ml Mandelöl • 1 Tropfen Fenchel süß
1 Tropfen Anissamen • 1 Tropfen Estragon

Die Mischung besteht aus den klassischen Küchenkräutern Fenchel süß, Anis und Estragon. Diese ätherischen Öle entkrampfen den Magen-Darm-Trakt und fördern die Verdauung. Estragon *(Artemisia dracunculus)* ist als ätherisches Öl ausgesprochen wertvoll bei Magen-Darm-Problemen. Es wirkt besonders gut bei Bauchkrämpfen.

Massieren Sie den Bauch mit der Mischung sanft im Uhrzeigersinn. Legen Sie danach eventuell eine Wärmflasche auf den Bauch.

TIPPS

- Fencheltee zum Essen unterstützt den Verdauungsprozess.
- Estragon als Gewürz wirkt ebenfalls positiv auf die Verdauung.
- Die Artischocke ist auch ein hervorragendes Verdauungspflänzchen. Sie ist eine Diestelart und stammt aus der Familie der Korbblütler. Zur besseren Verdauung, bei Reizmagen, Blähungen, Völlegefühl oder nervösem Magen zieht man Artischocken als Extrakt in Kapseln vor. Sie kann prophylaktisch oder als Akuthilfe angewendet werden.
- Gemahlener Kreuzkümmel und das Pulver von der getrockneten Ingwerwurzel können Sie als Tee aufgießen oder als Gewürze in Speisen nutzen. Das schmeckt nicht nur gut, sondern fördert die Verdauung und verhindert Verstopfungen.

Orientalisches Massageöl bei Bauchkrämpfen

50 ml Johanniskrautöl • 2 Tropfen Tonka • 1 Tropfen Ingwer
1 Tropfen Kardamom • 1 Tropfen Kreuzkümmel

Kreuzkümmel, Ingwer und Kardamom als ätherische Öle entkrampfen mit ihren orientalischen Duftnoten den Magen-Darm-Trakt und regen gleichzeitig den Stoffwechsel und die Verdauung an. Die Tonkabohne wirkt schmerzlindernd. Der Bauch wird mit der Mischung mit kreisenden Bewegungen der Handflächen im Uhrzeigersinn sanft massiert. Gern können Sie sich zusätzlich oder anschließend eine Wärmflasche auf den Bauch legen.

TIPP

Aus frischen Ingwerwurzeln, kleingeschnitten und mit heißem Wasser übergossen, kann schnell und unkompliziert ein Tee hergestellt werden. Auch er hilft, der Krämpfe Herr zu werden.

Verstopfung

Für Funktionsstörungen im Verdauungstrakt wird man im Alter anfälliger. Auch Verstopfungen gehören dazu. Grundsätzlich trinken die meisten Senioren viel zu wenig. Einschnitte wie eine Operation mit Narkose, Medikamenteneinahmen, Bewegungsmangel, Nahrungsmittelunverträglichkeiten oder eine gestörte Darmflora können den Organismus komplett durcheinanderbringen und zu Verstopfungen führen. Die wunderbaren Bauchöle, wie man sie aus der Kindheit kennt, finden hier ihre Aufgabe. Fenchel, Kümmel, Anis und der Ingwer als ätherische Öle in einem fetten Basisöl können bei der akuten, aber auch bei der chronischen Verstopfung erfolgreich angewendet werden.

Massageöl bei Verstopfung

50 ml Mandelöl • 2 Tropfen Fenchel süß • 2 Tropfen Ingwer
2 Tropfen Kreuzkümmel • 2 Tropfen Mandarine grün

Die Kombination aus Kreuzkümmel, Ingwer und Fenchel süß bringt den müden Darm wieder auf Trab. Das bekannteste Kraut hier ist der Fenchel, in diesem Fall der Gewürzfenchel, auch Süßfenchel genannt. Zusammen mit dem ätherischen Öl des Kreuzkümmels, auch bekannt als das Gewürz Cumin, ist er besonders bei Verstopfungen förderlich. Ein weiteres wichtiges Öl in dieser Mischung ist der Ingwer. Er regt den Darm ausgesprochen gut an und ist als ätherisches Öl nicht so scharf wie die Wurzeln. Auch das ätherische Öl aus der unreifen grünen Mandarinenschale ist eine erstklassige Wahl bei Verstopfung. Die Mandarine grün riecht etwas herber und nicht so süß wie die Mandarine rot.

Mischen Sie alle Zutaten zusammen und massieren Sie damit in Uhrzeigerrichtung den Bauch.

DREI WICHTIGE GEWÜRZ- UND HEILKRÄUTER

Kreuzkümmel *(Cuminum cyminum)* ist ein einjähriges, 30 Zentimeter hohes Doldengewächs mit weißen Doldenblüten. Aus diesen Blüten stammt der Samen, in dem das würzige ätherische Öl zu Hause ist. Kreuzkümmel wird auch Cumin genannt. Er hat einen leicht anisartigen, kräftig-würzigen Geschmack und wird in der orientalischen und nordafrikanischen Küche in vielen Gerichten genutzt. In der Aromatherapie wird Kreuzkümmel als ätherisches Öl genutzt, insbesondere bei Verdauungsbeschwerden.

Kurkuma *(Curcuma longa)* ist ein Ingwergewächs mit einer intensiv orangefarbenen Wurzel. Sie verleiht indischen und südostasiatischen Gerichten nicht nur den einzigartigen Geschmack, sondern auch die Farbe. Kurkuma wird auch gelber Ingwer genannt. Er schmeckt leicht scharf, harzig und würzig. Die Kurkumawurzel ist auch als ätherisches Öl erhältlich.

Echter Kümmel *(Carum carvi)* ist eine zweijährige 50 bis 120 Zentimeter große Pflanze auch aus der Familie der Doldengewächse. Die Kümmelsamen, botanisch Kümmelfrüchte, haben einen besonders aromatischen, starken, scharfen Geschmack. Kümmel wird als ätherisches Öl in der Aromatherapie angewendet, allerdings in ganz niedriger Dosis.

Alle drei Gewürze eignen sich zum Kochen. Sie unterscheiden sich vor allem im Geschmack und in den Inhaltsstoffen. Alle drei Heilpflanzen unterstützen das Verdauungssystem enorm und helfen, die Magen-Darm-Funktion zu verbessern.

Auflage bei Verstopfung

10 ml Mandelöl • 1 Tropfen Fenchel
1 Tropfen Kümmel • 1 Tropfen Ingwer

Der Fenchel löst die Verkrampfung, sodass der Darm wieder arbeiten kann. Der Kümmel fördert die Durchblutung im Verdauungstrakt. Darmkrämpfen und Verstopfung wirkt der Ingwer entgegen.

Mischen Sie die Zutaten und geben Sie sie auf ein kleines, feuchtes, warmes Handtuch oder einen Waschlappen. Legen Sie sich hin und platzieren Sie das Handtuch auf dem Bauch. Eine Wärmflasche obendrauf kann die Wirkung verstärken. Bleiben Sie so für ungefähr 30 Minuten entspannt liegen.

Blähungen

Blähungen entstehen meist nach zu üppigen Mahlzeiten. Wer zu viel genießt, muss mit Blähungen rechnen. Es muss jedoch nicht immer die Menge sein, die eine vermehrte Gasansammlung hervorbringt, es können auch allgemeine Funktionsstörungen des Magen-Darm-Trakts sein. Zum Beispiel reagieren manche Menschen auf bestimmte Lebensmittel mit Blähungen. Allgemein helfen feucht-warme Auflagen mit ätherischen Ölen.

Auflage bei Blähungen

10 ml Mandelöl • 1 Tropfen Anissamen
1 Tropfen Fenchel süß • 1 Tropfen Kardamom

Sobald Sie die ersten Ansätze von Blähungen spüren, können Sie mit dieser Auflage Abhilfe schaffen. Anis verringert die allgemeinen Symptome, also Oberbauchschmerzen, Völlegefühl, eventuelles Aufstoßen und Übelkeit. Fenchel süß fördert die Verdauung. Darmkrämpfe werden durch Kardamom gelindert.

Tropfen Sie die ätherischen Öle in das Mandelöl und geben Sie die Mischung auf ein feuchtes, warmes, kleines Tuch oder einen Waschlappen. Legen Sie es auf den geblähten Bauch und eventuell eine Wärmflasche obendrauf. Entspannt 30 Minuten liegen bleiben.

TIPP

Kardamom ist ein Ingwergewächs mit Kapselfrüchten. Bei Blähungen können Sie auch auf den grünen Kapseln kauen, bis Sie bei den wohlschmeckenden Samen angelangt sind. Sie helfen, die Blähungen zu mindern.

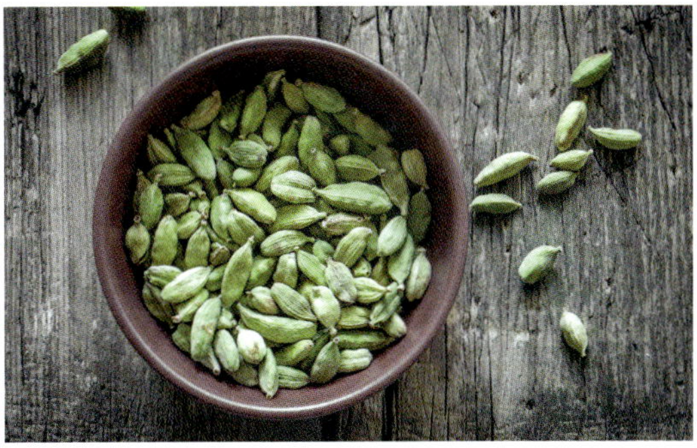

Die unauffällige Kardamomstaude bringt beeindruckende Früchte hervor, die man auch pur gegen Beschwerden einsetzen kann.

Massageöl bei Blähungen

50 ml Mandelöl • 1 Tropfen Kreuzkümmel • 1 Tropfen Dill
1 Tropfen Fenchel süß • 1 Tropfen Kümmel • 1 Tropfen Estragon
1 Tropfen Basilikum

Dill und Kreuzkümmel nehmen die Kolik, entspannen die Bauchschmerzen und die Blähungen. Für eine bessere Darmdurchblutung ist der Kümmel verantwortlich. Alle ätherischen Öle in dieser Mischung sind bei Magen-Darm-Störungen positiv wirksam. Sie arbeiten verdauungsfördernd und entkrampfend. Estragon ist zudem noch gallenflussanregend. Die Mischung sollten Sie bei akut auftretenden Blähungen sofort auftragen. Zusätzlich kann ein feuchtwarmes kleines Handtuch auf den Blähbauch gelegt werden. Prophylaktisch, wenn Sie zu Blähungen neigen, ist es empfehlenswert, morgens die Ölmischung aufzutragen.

TIPP

Blähungen können Sie sehr gut mit warmen entblähenden Teesorten entgegentreten. Diese Samen oder Blätter der Kräuter, die wir eben als ätherische Öle genutzt haben, wirken auch als Tee. Sie können die getrockneten Blätter mit heißem Wasser aufbrühen und langsam schluckweise trinken.

Durchfall

Bei infektbedingtem Durchfall muss zuallererst abgeklärt werden, um welche Art von Auslöser es sich handelt. Hier muss der Arzt behandeln. Tritt der Durchfall nur kurzzeitig auf, die Ursache sind verdorbenes Essen oder eine nervliche Überlastung, können Sie sehr gut mit ätherischen Ölmischungen vorgehen.

Im Fall chronischer, entzündlicher Ursachen können Sie sich auch durch tägliche Einreibung Erleichterung verschaffen. Eine Diagnose vom Arzt ist hier aber wichtig und die Aromatherapie wird nur als begleitende Maßnahme angewendet.

TIPP

Bei Durchfall ist es wichtig, dass Sie genügend Flüssigkeit zu sich nehmen, am besten lauwarmen Tee. Auch hier können Teesorten wie Wermut oder Wiesenknöterich helfen, da sie den Magen-Darm-Trakt unterstützen und beruhigen.

Bei akutem Durchfall

1 Tropfen Ingwer oder Angelikawurzel

Bei einem akuten Durchfall, der verdorbene Nahrung als Ursache hat, kann ganz schnell mit einem Tropfen Ingwer oder Angelikawurzel geholfen werden. Einen Tropfen auf ein Stück Zucker oder Brot tropfen und einnehmen. Beide Öle desinfizieren und beruhigen den Magen-Darm-Trakt.

Massageöl bei Durchfall

30 ml Mandelöl • 4 Tropfen Lavendel • 4 Tropfen Muskatellersalbei
1 Tropfen Fenchel süß • 1 Tropfen Angelikawurzel

Diese begleitende Mischung bei Durchfall kann schnell auf den Bauch aufgetragen werden. Fenchel entkrampft, ebenso der Lavendel und die Angelikawurzel, alle drei Öle wirken spasmolytisch. Eine besondere Zutat ist hier zusätzlich der Muskatellersalbei. Dessen ätherisches Öl vermindert einerseits die krampfartigen Schmerzen, andererseits die Blähungen. Muskatellersalbei ist ein ätherisches Öl, das stressbedingte Erkrankungen oder Störungen, wie zum Beispiel eben Durchfall, lindern kann, weil es eines der stärksten Öle ist, die das zentrale Nervensystem beruhigen können. Die Durchfallmischung kann morgens und abends aufgetragen und vorsichtig einmassiert werden.

Hämorrhoiden, Analekzeme, Marisken, Analfissuren, Analvenenthrombosen

Die Hämorrhoide ist ein Gewebepolster am Rand des Schließmuskels, der gut durchblutet ist. Kommt es zu Problemen mit den Hämorrhoiden, spricht man von Hämorrhoidalleiden. Diese Beschwerden können sehr unangenehm sein. Sie gehen mit Juckreiz, Brennen, Nässen und starken Schmerzen am Anus einher. Hämorrhoiden werden gehäuft durch zu viel Druck beim Stuhlgang problematisch. Nach Abheilung der Symptome oder nach operativen Maßnahmen bleiben oftmals Marisken übrig. Das sind harmlose Hautlappen am äußeren Rand des Anus. Mit zunehmendem Alter treten sie vermehrt auf. Analfissuren und Analvenenthrombosen entstehen ähnlich wie die gereizten oder geschwollenen Hämorrhoiden.

Gepflegt und behandelt werden all diese Auffälligkeiten oder Symptome mit einer speziellen Mischung, die schon sehr viele Anhänger gefunden hat. Diese Pflegemischung kann zur täglichen Pflege oder nur zur akuten Behandlung benutzt werden.

H-Öl (Hämorrhoiden-Mischung)

100 ml Johanniskrautöl • 15 Tropfen Lavendel • 15 Tropfen Teebaum
10 Tropfen Zypresse • 10 Tropfen Kamille blau

Das Hämorrhoidenöl ist eine Pflegemischung, die die typischen Symptome wie Schmerzen, Juckreiz und Brennen lindert. Der Juckreiz und das Brennen im Analbereich werden durch den Teebaum sofort reduziert. Lavendel und Kamille blau fördern die Wundheilung. Zypresse wirkt leicht zusammenziehend und Johanniskraut im Basisöl ist schmerzlindernd und entzündungshemmend.

Das H-Öl kann je nach Bedarf wiederholt angewendet werden. Dazu wird der Analbereich zur Nacht mit lauwarmem Wasser gesäubert. Dann tragen Sie die Ölmischung mit den Fingern auf die nässenden, juckenden Stellen vorsichtig auf. Bei einer täglichen Versorgung können Sie die Mischung auch morgens auftragen. Das hilft sehr gut über den ganzen Tag. Das H-Öl ist für eine tägliche Pflege geeignet.

Achtung: Bitte beachten Sie, dass das Hämorrhoidenöl unschöne Flecken ergeben kann. Durch das rote Johanniskrautöl und durch die Kamille blau, die ihrem Namen alle Ehre macht, wird das H-Öl bräunlich. Die braune Farbe kann Bettwäsche und auch Unterwäsche verfärben. Deshalb sollten Sie bei der Benutzung des H-Öls nicht die allerfeinste Unterwäsche anziehen und nicht die beste Bettwäsche nehmen.

Die Harnblase, die Harnwege und die Nieren kurieren

Urologische Erkrankungen haben typische Symptome wie ein Stechen beim Wasserlassen, krampfartige Schmerzen in den Nierenbecken und gehäuften Harndrang. Menschen mit chronischen Harnwegsinfekten oder einer Reizblase können diesen Bereich des Körpers bei dem kleinsten Anzeichen mit ätherischen Ölmischungen unterstützen und die Beschwerden bestenfalls langfristig auskurieren.

Die Frau hat eine sehr kurze Harnröhre, was zu schnelleren Entzündungen der Blase führen kann. Beim Mann ist die Harnröhre deutlich länger. Das heißt aber nicht, dass ein Mann keine Blasenentzündung bekommen kann – sie bekommen sie nur seltener. Der Harnleiter – die Verbindung zwischen der Blase und den Nieren – ist bei Frau und Mann ungefähr gleich lang. Über diesen Weg können Bakterien zu den Nieren aufsteigen und dort im ungünstigsten Fall zu einer sehr schmerzhaften Nierenbeckenentzündung führen. Schon eine Verkühlung kann in einer unangenehmen Blasenentzündung enden. Therapiebegleitend können Sie Sitzbäder machen oder Auflagen mit entzündungshemmenden, keimtötenden und entkrampfenden ätherischen Ölen nutzen.

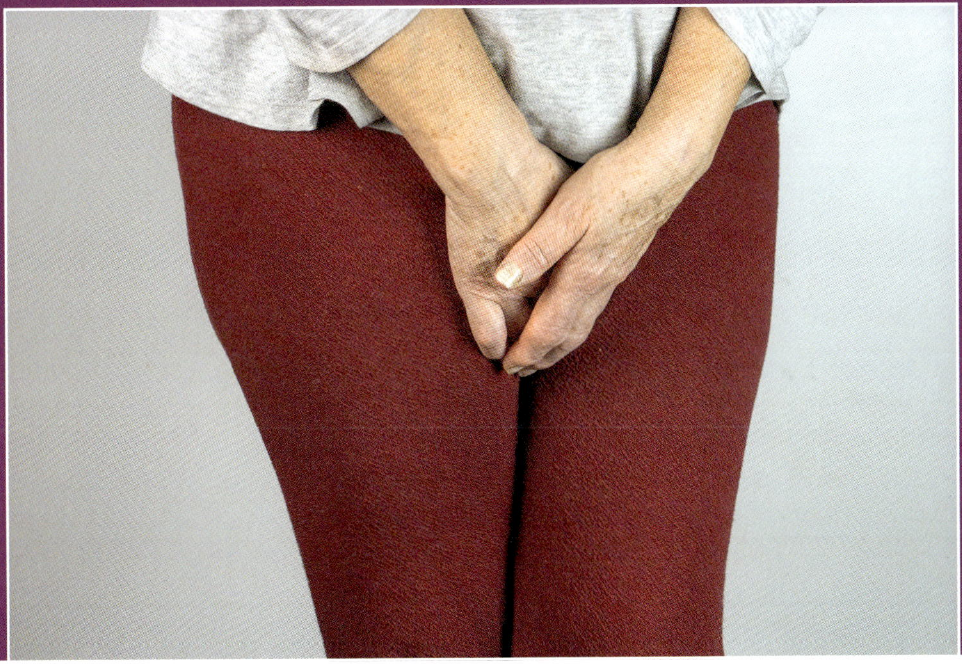

Nierenbeckenentzündung und Blasenentzündung

Bakterien sind die häufigste Ursache für diese Entzündungen. Sie führen zu brennenden Schmerzen beim Wasserlassen und vermehrtem Harndrang. Stark antibakteriell wirkende ätherische Öle können hier als eine Mischung zum Einsatz kommen und die Beschwerden lindern. Bei der Nierenbeckenentzündung wandern die Erreger über Harnröhre, Blase und Harnleiter hoch zu den Nieren. Oft entsteht die Nierenbeckenentzündung im hohen Alter, bei immungeschwächten Menschen, nach Anwendung eines Blasenkatheters, durch Harnabflussstörungen bei Männern durch Prostatavergrößerung oder durch eine verringerte Hormonproduktion bei Frauen nach den Wechseljahren. Die folgende Einreibung kann hier gut helfen.

Ölmischung bei Harnröhren,- Blasen- und Nierenbeckenentzündung

20 ml Mandelöl • 30 ml Johanniskrautöl • 4 Tropfen Kiefernnadeln
5 Tropfen Melisse • 5 Tropfen Teebaum
4 Tropfen Schafgarbe • 2 Tropfen Bergamotte

Kiefernnadeln *(Pinus silvestris)* als ätherisches Öl sind in dieser Mischung der Spezialist gegen Entzündungen im Harnbereich. Sie wirken antiseptisch und entzündungshemmend. Die Melisse kommt durch ihre entkrampfenden und schmerzlindernden Eigenschaften zur Geltung. Bei Blasen- und Nierenbeckenentzündung hat man es häufig mit Bakterien, Viren oder Pilzen zu tun. Dagegen hilft hervorragend das Teebaumöl. Antiseptisch und antiinflammatorisch ist auch die Schafgarbe in dieser wohltuenden Mischung aktiv und das ätherische Öl der Bergamotte erfüllt ebenfalls eine entzündungshemmende Aufgabe.

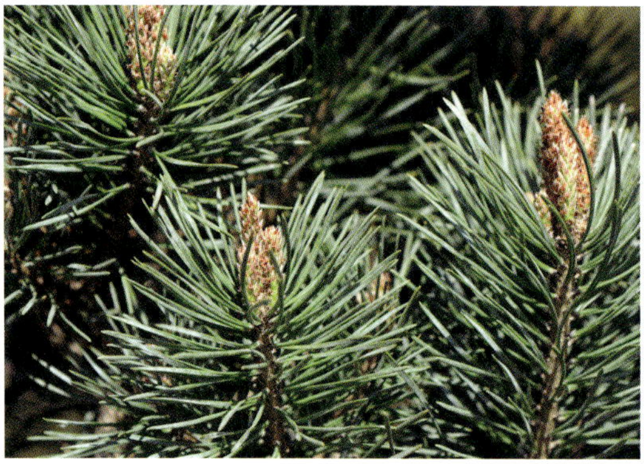

Das ätherische Öl der Waldkiefer ist durch seine dem Cortison ähnlichen Eigenschaften ein Spezialist gegen Entzündungen und Schmerzen.

Mischen Sie die Zutaten zusammen und tragen Sie sie so häufig wie möglich, vor allem morgens und abends, auf den unteren Bauch auf Höhe der Blase und auf dem Rücken in Nierenhöhe auf. Mit einem Wattebausch können Sie diese Mischung auch vorsichtig dort auftupfen, wo der Harn den Körper verlässt.

Gegen das Brennen beim Wasserlassen

30 ml Johanniskrautöl • 20 ml Mandelöl • 5 Tropfen Melisse
5 Tropfen Schafgarbe • 4 Tropfen Palmarosa • 3 Tropfen Zedernholz

Das Zedernholz ist in dieser Mischung ein stark antiinfektiöser Gegenspieler der Harnwegsinfektionen. Die Melisse stärkt die Blase, auch bei einer wiederkehrenden Reizblase. Zum Abklingen der Entzündung im Urogenitaltrakt ist Palmarosa bestens geeignet, weil sie erfolgreich Pilzinfektionen beheben kann. Wundheilende und entzündungshemmende Eigenschaften hat zudem die Schafgarbe *(Achillea millefolium)* als ätherisches Öl. Die Schafgarbe, bekannt auch als Tausendblättriges Soldatenkraut oder Augenbraue der Venus, ist eine der wichtigsten Heilpflanzen in der Pflanzentherapie. Deshalb ist sie als wundheilendes und entzündungshemmendes ätherisches Öl auch so wichtig in der Aromatherapie. Schafgarbe hat wie Kamille blau eine starke Blaufärbung und ist vielseitig einsetzbar. Melisse liefert nicht nur ein wundheilendes ätherisches Öl, sondern regt außerdem die Galle an.

Tragen Sie die Mischung behutsam mithilfe eines Wattepads oder eines Tuchs auf den Genitalbereich auf.

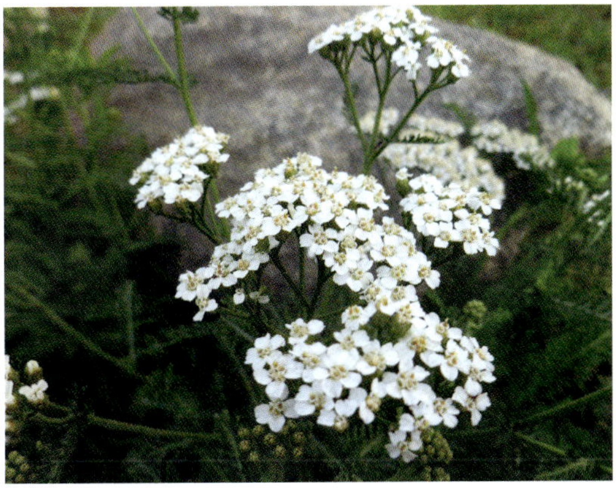

Schafgarbe ist durch seine starke entzündungshemmende Wirkung ein ausgezeichnetes Haut- und Schleimhautöl.

Frauen haben auch die Möglichkeit des Sitzbades. Dazu wird die Mischung in ein geeignetes Gefäß mit lauwarmem Wasser gegeben, in das Sie sich hineinsetzen. Falls Sie noch einen Blasenkatheter tragen, können Sie auf die Spitze einen Tropfen Lavendel- oder Teebaumöl geben, um eine Infektion zu minimieren oder abzuwehren.

TIPPS

Bei einer Blasen- oder Nierenbeckenentzündung ist ausreichendes Trinken sehr wichtig. Hier eine geeignete Kräuterteemischung:

- Birkenblätter, *Betula pendula*
- Engelssüß, *Polypodium vulgare*
- Bitterer Fenchel, *Foeniculum vulgare*
- Riesengoldrutenkraut, *Solidago virgo aurea*
- Heuhechelwurzel, *Ononis spinosa*
- Pfefferminzblätter, *Menta piperita*
- Schachtelhalmkraut, *Equisetum arvense*

Mischen Sie die getrockneten Kräuter zu gleichen Teilen, dann haben Sie einen Vorrat. Zehn bis zwölf Teelöffel von dieser Mischung geben Sie auf einen Liter kochendes Wasser. Die Ziehzeit beträgt 20 Minuten. Den Blasen- und Nierentee dann über den Tag verteilt trinken. Gern können die Teeblätter ein weiteres Mal mit heißem Wasser aufgegossen werden.

Bei einer Inkontinenz und damit verbundenen unangenehmen Gerüchen kann ein Tropfen Zitrone oder Lavendel, auf die Einlage oder Unterwäsche getropft, helfen. Zitronenöl bitte nicht mit der Haut in Kontakt kommen lassen.

Duftende Hilfe für die Frauengesundheit

Typische Frauenbeschwerden können hormonell oder eher gynäkologisch bedingt sein – und beides ist gut mit der Aromatherapie zu begleiten. Auch im Alter können hier einige Beschwerden auftreten, insbesondere die trockene Haut und Schleimhaut im Genitalbereich. Durch eine zu dünne und zu trockene Schleimhaut kann es zu Rissen und daraufhin zu Infektionen im Vaginalbereich kommen. Diese sind oft sehr schmerzhaft und können sich zu weiteren unangenehmen Erkrankungen entwickeln, beispielsweise kann sich Vaginalpilz breit machen. Das Milieu neigt leider zu diesen Symptomen, doch mit einer vorsorglichen regelmäßigen Aromapflege und guten Produkten kann dem entgegengesteuert werden. Infektionen in diesem Bereich müssen allerdings vom Arzt abgeklärt werden.

Ätherische Öle können auch das vielleicht vermisste Gefühl von Weiblichkeit wieder stärken. Ein duftender Nebeneffekt ist zudem, dass bestimmte ätherische Öle erotisierend und luststeigernd wirken. Das wiederum hellt die Stimmung auf.

Scheidentrockenheit

Durch die Hormonumstellung im Klimakterium, einer wichtigen Phase im Leben einer Frau, kann es zu Trockenheit der Schleimhaut im Bereich der Scheide kommen. Die Funktion der schleimhautbildenden Zellen nimmt im Alter im ganzen Körper ab und so wird auch die Scheide zunehmend trockener. Das macht uns anfälliger für Vaginalentzündungen und Pilzinfektionen. Durch eine tägliche Pflege mit antimykotischen und antibakteriellen ätherischen Ölen können Sie hier sehr gut gegensteuern.

Je nach Vorliebe können Sie sich eine der beiden folgenden Pflegeduftmischungen zusammenstellen: Rose oder Exotik. Die tragen Sie dann morgens und abends im Vaginalbereich auf. Gern können Sie auch die Innenseiten der Scheide damit pflegen. Lassen Sie dies zu einer dauerhaften, täglichen Pflege des Intimbereichs werden.

Rosige Vaginalmischung

100 ml Mandelöl • 3 Tropfen Rose • 3 Tropfen Rosengeranie
2 Tropfen Lavendel • 1 Tropfen Römische Kamille • 1 Tropfen Rosenholz

Diese wunderbar rosige tägliche Pflegemischung setzt sich insbesondere aus den ätherischen Ölen der Rose, der Rosengeranie und des Rosenholzes zusammen. Der Duft ist im Vordergrund, aber die heilende, pflegende Wirkung übertrifft ihn bei Weitem. Allein die Rose ist in ihrer therapeutischen und pflegenden Vielfältigkeit schon etwas ganz Besonderes. Rosengeranie, Lavendel und Rosenholz runden den Duft und die Pflegewirkung ab. Dazu kommt die ausgesprochen gute körperliche und seelische Wirkung der Römischen Kamille. Die kleinen weißen, fast unauffälligen Blüten geben ein sehr feines entkrampfendes, stresslösendes und hautpflegendes ätherisches Öl ab.

Exotische Vaginalmischung

80 ml Mandelöl • 20 ml Avocadoöl • 3 Tropfen Ylang-Ylang
2 Tropfen Champaca • 2 Tropfen Jasmin • 1 Tropfen Zedernholz

Die exotische Pflegemischung zeichnet sich durch den sinnlichen Duft von Ylang-Ylang, Jamin und Champaca *(Magnolia champaca)* aus. Die wunderschöne Blüte des Champacabaums strömt einen exotischen, sinnlichen Duft aus. Er nimmt die Seele an die Hand, löst Stress und vertreibt Ängste. Auf der körperlichen Ebene wirkt Champaca schmerzlindernd. Alle drei Blüten – Ylang-Ylang, Jasmin und Champaca – wirken seelisch sehr entspannend und berühren die tieferen Gefühlsebenen. Die körperliche Wirkung zeigt sich hormonmodulierend, haut- und zellregenerierend sowie wundheilend. Die Zeder übernimmt die entzündungshemmenden, juckreizstillenden und harmonisierenden Aufgaben.

Vaginalpilze

Die häufigste Infektion in der Vaginalgegend wird durch Scheidenpilze ausgelöst. Sie geht oft mit Juckreiz, Brennen, Schmerz und Ausfluss einher. Ein geschwächtes Immunsystem lässt die Infektion immer wieder aufflammen. Der Vaginalpilz ist meist ungefährlich, kann aber sehr unangenehm und hartnäckig sein.

Pflegeöl bei Vaginalpilz

30 ml Mandelöl • 5 Tropfen Palmarosa • 5 Tropfen Teebaum
5 Tropfen Niaouli • 4 Tropfen Melisse

Die antimykotische Wirkung der drei ätherischen Öle Palmarosa, Teebaum und Niaouli steht in dieser Mischung im Vordergrund. Niaouli hat eine besondere Wirksamkeit im Vaginalbereich. Der Teebaum nimmt zusätzlich noch den Juckreiz und ist schmerzlindernd. Für die Wundheilung ist die Palmarosa verantwortlich. Die Melisse ist schmerzlindernd und entzündungshemmend. Tragen Sie die Mischung immer wieder auf die Vaginalschleimhaut auf. Prophylaktisch können Sie sich auch jeden Abend damit pflegen, wenn Sie zu wiederkehrenden Pilzinfektionen neigen.

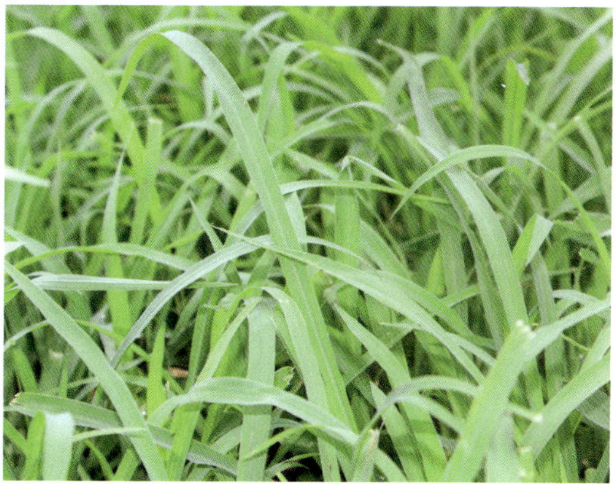

Palmarosa sieht aus wie einfache Grashalme, gehört zu den Zitronengräsern und erinnert in ihrem Duft aber sehr stark an die Rose.

Sitzbad bei Vaginalpilz

10 g Kaffeesahne • 3 Tropfen Palmarosa • 2 Tropfen Manuka
2 Tropfen Rosengeranie • 1 Tropfen Muskatellersalbei

Das neuseeländische Manukaöl wirkt besonders gut bei gestresster Vaginalschleimhaut, die unter Pilzinfektionen leidet. Ebenso wirken Palmarosa und Rosengeranie antimykotisch und hautpflegend. Ein hochwertiges ätherisches Öl für Frauen ist zudem der Muskatellersalbei *(Salvia sclarea)*. Sein Bezug zur Weiblichkeit ist einzigartig. Er hat besondere hormonmodulierende und entspannende, ausgleichende Eigenschaften, die Sie sich in dieser Mischung sehr gut zunutze machen können. Aus den Blüten und den Blättern des Muskatellersalbeis wird mithilfe der Wasserdampfdestillation das ätherische Öl hergestellt. Er wirkt zusätzlich entkrampfend und setzt frische Energien frei.

Die ätherischen Öle werden in die Kaffeesahne oder auch Sahne gerührt und dann in ein Sitzbad mit nicht zu heißem Wasser gegeben. Baden Sie darin mindestens 20 bis 30 Minuten. Danach können Sie zusätzlich das Pflegeöl bei Vaginalpilz auftragen.

TIPP

Eine ganz schnelle Hilfe ist nur ein Tropfen von einem ätherischen Öl aus den beiden Mischungen, den Sie auf eine Einlage oder in die Unterwäsche tropfen.

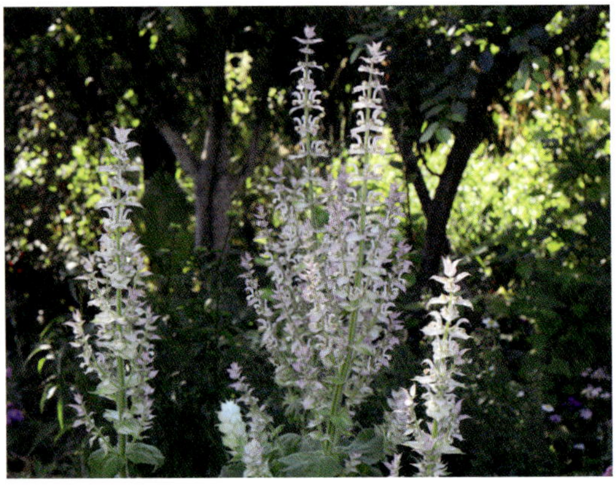

Muskatellersalbei stärkt die Seele, gibt Kraft, löst Spannungen und lindert typisch weibliche körperliche Beschwerden.

Das Herz-Kreislauf-System ausbalancieren

Um Kreislaufbeschwerden behandeln zu können, muss zunächst ermittelt werden, was die Ursachen sind. Was hat beispielsweise zu einem zu hohen oder zu niedrigen Blutdruck geführt? Zusätzlich muss man schauen, ob nervöse Herzbeschwerden im Spiel sind. Ist das geklärt, kann man auch hier die Aromatherapie begleitend anwenden – der Arzt oder die Ärztin sollte natürlich weiterhin besucht werden, solange Beschwerden bestehen.

Körperöle können dabei helfen, den Kreislauf wieder in die richtige Balance zu bringen und für das perfekte Maß an Entspannung und Vitalisierung zu sorgen. Häufig nehmen Kreislaufprobleme im Alter zu, was sich ebenfalls sehr gut mit ätherischen Ölen eindämmen lässt – egal, ob Sie und Ihr Kreislauf einen kleinen Anstupser brauchen oder eher zur Ruhe kommen wollen.

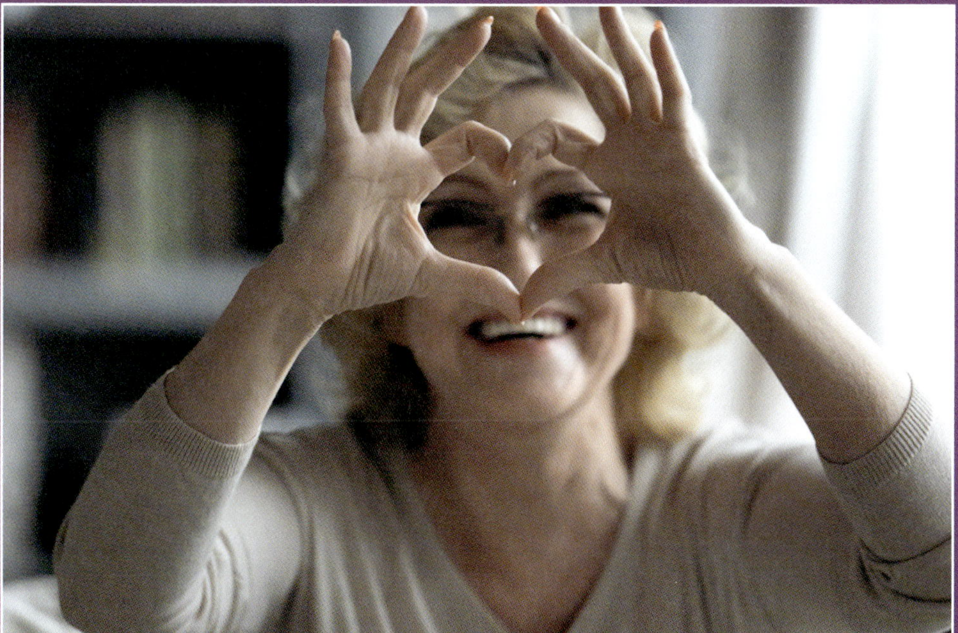

Hoher Blutdruck

Der Blutdruck ist der Druck des Blutes in einem Blutgefäß. Er ist abhängig von der Elastizität der Gefäßwände und von der Herzfunktion. Der Normalwert des Blutdruckes liegt bei durchschnittlich 120 zu 80 mmHg (das heißt Millimeter Quecksilbersäule). Vom Bluthochdruck spricht man, wenn der obere Wert über 145 und/oder der untere Wert über 90 mmHg liegt.

In den meisten Fällen findet man keine organische Ursache. Durch die Aromatherapie können aber mögliche psychische Auslöser, wie Anspannung, Stress, Ärger oder Angst, reduziert werden, was sich dann positiv auf den Blutdruck auswirken könnte. Liegen Herzkrankheiten mit Gefäßveränderungen oder Nierenleiden vor, muss unbedingt ein Spezialist zu Rate gezogen werden.

Entspannende Pflegemischung bei hohem Blutdruck

100 ml Mandelöl • 5 Tropfen Petit grain Mandarine • 5 Tropfen Lavendel
2 Tropfen Narde • 2 Tropfen Zedernholz • 2 Tropfen Melisse

In Mandelöl kommen hier den Blutdruck senkende ätherische Öle wie Lavendel, Melisse und das Petit grain der Mandarine zum Einsatz. Unter Petit grain versteht man das ätherische Öl einer Zitruspflanze, das durch Wasserdampfdestillation der Blüten, der Blätter, der Zweige und der Fruchtschale, sprich der gesamten Pflanze, gewonnen wird. Oft sind die Früchte dabei noch unreif. Gerade die Inhaltsstoffe des Petit-grain-Öls der Mandarine sind hilfreich bei stressbedingtem erhöhtem Blutdruck. Die Narde ist ein ätherisches Öl, das harmonisierende, beruhigende Eigenschaften mit sich bringt. Das Zedernholz hat ebenfalls Merkmale, die den erhöhten Blutdruck reduzieren können.

Morgens oder bei Bedarf kann die Ölmischung auf die Brust und besonders auf den Solarplexus in der Magengegend massiert werden. Gern darf die Blutdruckmischung auch kurz vor dem Schlafengehen aufgetragen werden.

Badesalz für ein beruhigendes Vollbad oder Fußbad

100 g grobes Meersalz • 5 Tropfen Melisse • 5 Tropfen Bergamotte
4 Tropfen Ylang-Ylang • 3 Tropfen Lavendel • 2 Tropfen Narde

Diese Mischung gegen zu hohen Blutdruck enthält entspannende Öle wie Lavendel und Melisse. Ebenso beruhigt die Narde und verleiht seelische Stabilität. Die erfrischende und besänftigende Bergamotte wirkt mit diesen beiden wunderbaren, konträren Eigenschaften. Ylang-Ylang spricht mit ihrem betörenden Duft gleich mehrere Aspekte des Herz-Kreislauf-Systems an.

Geben Sie 50 Gramm des groben Meersalzes in ein Schraubglas, tropfen Sie die ätherischen Öle darauf und schwenken Sie es etwas. Danach füllen Sie die zweite Hälfte Salz in das Glas und schwenken wieder. Von dieser Badesalzmischung nehmen Sie ein bis zwei Teelöffel für ein Fußbad oder ein bis zwei Esslöffel für ein Wannenbad. Einfach ins nicht zu heiße Wasser schütten und darin auflösen. Nach einem solchen Wannenbad unbedingt lauwarm abduschen.

Niedriger Blutdruck

Der niedrige Blutdruck, auch Hypotonie genannt, ist seltener als der zu hohe Blutdruck *(Hypertonie)*. Doch auch er hat Folgen – Schwindelgefühle oder Ohnmachten beispielsweise, insbesondere bei abruptem Aufstehen, sind mögliche Symptome. Es gibt Menschen, die sich ihr ganzes Leben mit einem zu niedrigen Blutdruck abmühen. Mit täglicher Bewegung und Wechselduschen kann man ihn allerdings günstig beeinflussen. Ein niedriger Blutdruck ist dabei eine relative Größe. Wichtig ist, wie sich der Mensch mit dem jeweiligen Wert fühlt. Kreislaufanregende ätherische Öle sind gut geeignet, den Blutdruck auf einem höheren Niveau zu stabilisieren.

Riechfläschchen für akut niedrigen Blutdruck

10 Tropfen Rosmarin CT Kampfer • 10 Tropfen Zitrone

Der Inhaltsstoff Kampfer im Rosmarin ist leicht scharf und bringt zusammen mit der frischen, kräftigen Zitrone den Kreislauf in Schwung. Mischen Sie die Öle in einem kleinen braunen Fläschchen und riechen Sie im Akutfall direkt an der Flasche. Oder Sie tropfen sich ein bis zwei Tropfen auf ein Taschentuch und schnuppern daran.

Blutdruck-rauf-Mischung für die Duftlampe

4 Tropfen Limette • 3 Tropfen Weißtanne • 2 Tropfen Latschenkiefer
1 Tropfen Rosmarin CT Cineol

Morgens als allererste Tat eine Duftlampe mit den aufmunternden ätherischen Ölen der Nadelhölzer anwerfen, das macht den Kreislauf wach. Besonders die Weißtanne bringt Schwung ins System. Als ätherisches Öl zeichnet sie sich durch einen klaren, warm-balsamischen Duft aus. Die Latschenkiefer hat ähnliche Eigenschaften und verbindet sich gut mit Rosmarin und Limette in diesem stärkenden, kreislaufanregenden Duft für den Tagesstart.

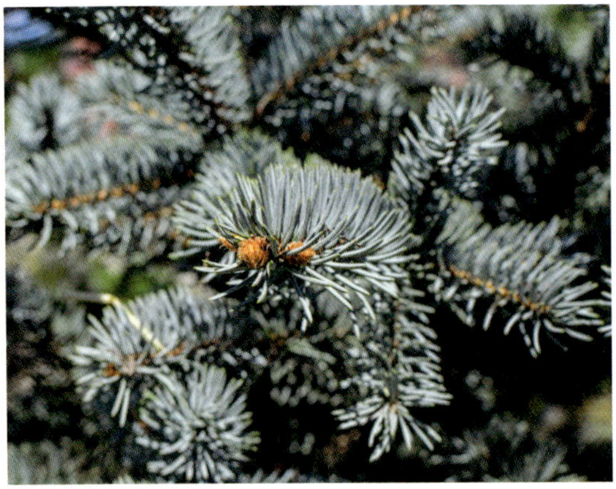

Das ätherische Öl der Weißtanne wirkt anregend und belebend. In der Duftlampe kann es ebenfalls seine Kraft entfalten.

EIN PAAR WORTE ZU ROSMARIN

Rosmarin *(Rosmarinus officinalis)* hat unterschiedliche Chemotypen, beruhend auf unterschiedlichen Inhaltsstoffen, die durch klimatische Bedingungen und den Wuchsort entstehen. So gibt es große Differenzen in den Inhaltsstoffen von einem Rosmarin in Spanien und einem Rosmarin in Marokko. Rosmarin CT Kampfer ist ein bewährtes ätherisches Öl bei Muskelschmerzen und wird bei niedrigem Blutdruck anwendet. Er wirkt sehr anregend. Rosmarin CT Kampfer hat einen großen Anteil der Stoffgruppe der Monoterpenketone, deshalb muss man vorsichtig sein und darf nicht überdosieren. Zu viel kann eine Überreaktion auslösen.

Rosmarin CT Cineol hingegen, dessen Inhaltsstoff das 1,8-Cineol aus der Stoffgruppe der Monoterpenoxide ist, eignet sich besonders gut zum Ankurbeln des Kreislaufes und für Menschen mit niedrigem Blutdruck. Er wirkt viel sanfter und ist nicht so scharf wie Rosmarin CT Kampfer. Außerdem fördert er die Durchblutung, ist schmerzstillend und schleimlösend. Menschen mit hohem Blutdruck sollten immer zu Rosmarin CT Cineol greifen.

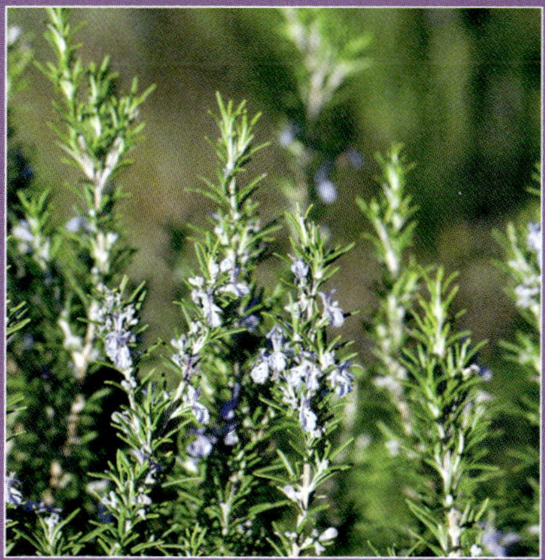

Hinweise

- Rosmarin sollte nicht als Badezusatz verwendet werden.
- Schneiden Sie einen Zweig von einem Rosmarinstrauch ab, waschen Sie ihn und schütteln Sie ihn sauber. Nun stecken Sie ihn in eine leere 100-Milliliter-Flasche und füllen mit Olivenöl auf. Der Zweig muss vollkommen bedeckt sein. Wenn Sie mögen, geben Sie noch ein oder zwei Tropfen ätherisches Rosmarinöl dazu. Lassen Sie die Flasche stehen und nach etwa einer Woche haben Sie ein wunderbares Rosmarinöl für Ihren Salat und zum Kochen parat.

Besenreiser

Kleine, in der Haut liegende Venen, die an den Beinen als netz- und kranzförmige Linien sichtbar werden, nennt man Besenreiser. Oft sind sie die Vorboten von Krampfadern, verursacht durch eine Bindegewebsschwäche. Sie treten vermehrt im höheren Alter, bei Frauen, bei Übergewichtigen und bei Rauchern auf. Dagegenwirken können Sie mit viel Bewegung, ausreichend Wassertrinken, Wechselbädern und der Aromatherapie. Es werden ätherische Öle ausgewählt, welche die Blutzirkulation anregen.

Venentonisierendes Pflegeöl

50 ml Mandelöl • 5 Tropfen Zypresse • 5 Tropfen Wacholder
4 Tropfen Angelikawurzel • 2 Tropfen Patchouli

In diesem venentonisierenden Pflegeöl wirken alle vier ätherischen Öle durchblutungsfördernd, besonders die Angelikawurzel. Der Wacholder hat die Aufgabe, die Besenreiser zu pflegen, damit sie nicht zu Krampfadern werden. Zypresse und Patchouli sind zudem gefäßzusammenziehend. Patchouli unterstützt die Gefäßwände. Sein Blatt ähnelt der Pfefferminze enorm, deshalb wundert man sich, dass diesen grünen unscheinbaren Blättern so ein ganz anderer Duft entströmt. Sie stammen beide aus der Pflanzenfamilie der Lippenblütengewächse. Patchouli duftet erdig, leicht modrig, rauchig und schwer exotisch. Man mag ihn oder man mag ihn nicht. In Mischungen gibt er den leichten Zitrusnoten einen guten Halt. Patchouli sollten Sie immer niedrig dosieren.

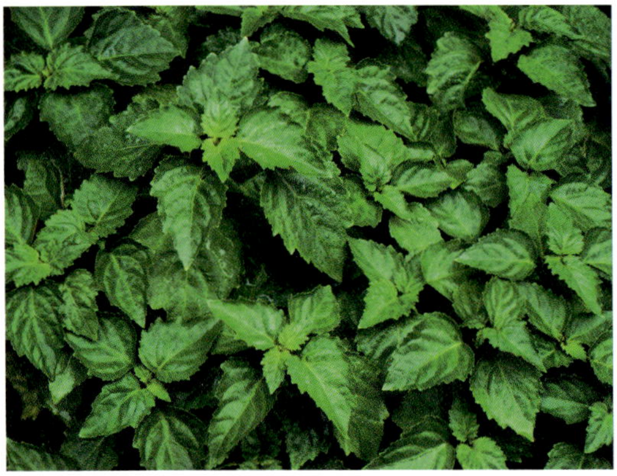

Das Öl der Patchoulipflanze wirkt ausgezeichnet auf die Venen und lindert schon die kleinen Besenreiser.

Die Mischung können Sie bei Bedarf morgens und abends auf die Beine auftragen.

Kühlendes Besenreiser-Pflegeöl

50 ml Mandelöl • 4 Tropfen Zitrone • 3 Tropfen Pfefferminze
3 Tropfen Latschenkiefer • 2 Tropfen Patchouli

Die Zitrone, zusammen mit der Pfefferminze, hat einen angenehm kühlenden Effekt. Eine kreislaufanregende und durchblutungsfördernde Wirkung hat die Latschenkiefer zu bieten. Patchouli kümmert sich um die Krampfadern. Die Pflegemischung können Sie morgens und abends, besonders auch im Sommer, wenn es sehr heiß ist, auftragen.

TIPP

Diese Mischung eignet sich besonders gut für heiße Sommertage. Gern kann die Tropfenanzahl der Pfefferminze dann auf fünf erhöht werden.

Krampfadern

Die Blutgefäße sind bei Krampfadern dauerhaft erweitert. Die sogenannten Varizen an den Beinen sind dabei häufig mit ihren bläulichen, schlangenartigen Gefäßen und Knötchen sichtbar. Das kann durch eine familiäre Disposition oder durch ein schwaches Bindegewebe hervorgerufen werden. Die häufigste Ursache ist ein Venenleiden *(primäre Varikosis)*, das meist mit etwa 70 Jahren auftritt. Venenwände und Venenklappen funktionieren nicht mehr richtig, was zu schlimmen Schmerzen in den Beinen führen kann. Die Beine schwellen an und werden schwer.

Fußbad bei Krampfadern

20 g grobes Meersalz • 5 Tropfen Zypresse • 4 Tropfen Grapefruit
3 Tropfen Wacholder • 2 Tropfen Patchouli

Ein tägliches Fußbad mit durchblutungsfördernden, adstringierenden ätherischen Ölen, wie Grapefruit, Zypresse, Wacholder und

Patchouli, kann die Symptome von Krampfadern lindern. Außerdem wirken Wacholder und Zypresse schmerzstillend. Grapefruit hat belebende Eigenschaften und Patchouli ist venentonisierend.

Für ein Fußbad nehmen Sie 20 Gramm grobes Meersalz und träufeln die ätherischen Öle darauf. In einer Schüssel mit warmem Wasser auflösen und die Füße darin etwa 20 Minuten baden. Bei Bedarf kann warmes Wasser nachgegossen werden. Einmal täglich ein Fußbad lindert die Schmerzen und bringt das geschwächte Immunsystem wieder in Schwung.

TIPP

Während des Fußbads haben Sie die Gelegenheit, in Ruhe eine entspannende Meditation durchzuführen, wie auf Seite 177 beschrieben, und dabei den Duft der ätherischen Öle zu genießen.

Pflegeölmischung bei Krampfadern

30 ml Weizenkeimöl • 20 ml Jojobaöl • 5 Tropfen Lavendel
5 Tropfen Amyris • 3 Tropfen Niaouli • 3 Tropfen Zypresse

Ein besonders hilfreiches ätherisches Öl in dieser Mischung stammt vom Amyrisbaum *(Amyris balsamifera)*. Man nennt ihn auch Westindisches Sandelholz, obwohl er nichts mit dem eigentlichen Sandelholz zu tun hat, sondern zur Familie der Rautengewächse gehört, wie alle Zitrusbäume. Das Amyrisöl duftet herb, balsamisch, holzig und hat eine starke positive Wirkung auf die Venenstruktur. Zusammen mit Lavendel und Niaouli als Entzündungshemmer und Zypresse als Strukturunterstützer bei Venenbeschwerden agiert auch Amyris effektiv bei Krampfadern. Alle ätherischen Öle werden im Weizenkeimöl gemischt, das die Mikrozirkulation der Haut bestärkt. Mit Jojobaöl wird die Mischung haltbarer gemacht und der intensive Eigengeruch des Weizenkeimöls entschärft. Morgens und abends können Sie das Pflegeöl auf die Unterschenkel auftragen und mit leichtem Druck in Richtung Herz ausstreichen.

Achtung: Weizenkeimöl hat einen starken Eigengeruch und färbt ab. Legen Sie bei dieser Anwendung besser ein Handtuch oder ähnliches unter, das ruhig den ein oder anderen Fleck abbekommen darf.

Unterschenkelgeschwür bei Durchblutungsstörungen

Bei Fortschreiten der Krampfadern kann es zu offenen Geschwüren an den Beinen kommen. Das im Volksmund sogenannte offene Bein ist oft eine große Belastung, weil es schwer, langsam und manchmal gar nicht heilt. Die Sauerstoffversorgung ist gestört und lässt damit keine zügige Heilung zu. Hier kann man mit entstauenden Beinwickeln und Beinsprays mit ätherischen Ölen ansetzen. Ausreichend Bewegung spielt hier, trotz aller Unannehmlichkeiten, eine große Rolle.

Spray bei offenen Beinen

80 ml Lavendelhydrolat • 20 ml Johanniskrautöl • 5 Tropfen Lavendel
5 Tropfen Manuka • 4 Tropfen Styrax
2 Tropfen Teebaum • 2 Tropfen Cistrose

Für die Heilung eines offenen Beines nehmen Sie ein Lavendelhydrolat und peppen es mit fünf Tropfen vom Alleskönner Lavendel auf. Als pflegendes, entzündungshemmendes fettes Pflanzenöl tritt das Johanniskrautöl in Erscheinung. Dazu kommen zwei weniger bekannte ätherische Öle: Styrax und Cistrose. Styrax ist ein Harz mit starken epithelisierenden, wundheilenden und antiseptischen Eigenschaften. Die Cistrose ist ein kleiner

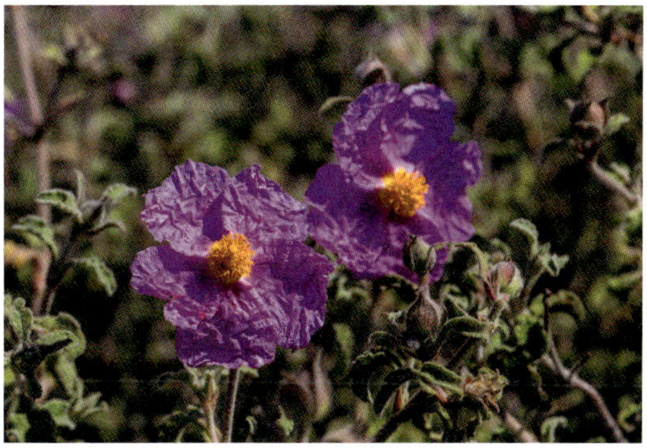

Cistrose hat sich bei stark blutenden Wunden und bei extremen Hautschäden bewährt.

Strauch mit einer wunderschön zarten, zerknitterten Blüte. Sie hat ebenfalls hautregenerierende Wirkung und streichelt besonders freundlich die gestresste Seele. In diesem Spray findet sich noch Teebaum und das neuseeländische Manukaöl. Beide besitzen neben durchblutungsfördernden auch juckreizstillende, schmerzlindernde und zellaktivierende Eigenschaften. Das Spray vor dem Auftragen vorsichtig schütteln, direkt auf die Wunde sprühen und nicht abdecken. Gern kann das über den Tag wiederholt werden.

Wundkompressen

10 ml Johanniskrautöl • 3 Tropfen Niaouli (alternativ Manuka)
3 Tropfen Lavendel

Nachts oder wenn Sie unterwegs sind, muss die Wunde eingepackt werden. Dazu tränken Sie eine Kompresse in Johanniskrautöl, tropfen die ätherischen Öle darauf und legen sie vorsichtig auf das Unterschenkelgeschwür. Die Öle wirken wundheilend und schmerzlindernd. Mit einer Mullbinde wird die Kompresse fixiert. Das kann morgens und auch abends wiederholt werden. Ist die Wunde größer, nehmen Sie entsprechend mehr Johanniskrautöl, aber nicht mehr von den ätherischen Ölen.

TIPP

Die ätherischen Öle von Lavendel und Teebaum können Sie pur auf die Wunde auftragen. Dazu einfach direkt drei bis fünf Tropfen, je nach Größe der Wunde, darauf träufeln. Wenn möglich, eine Woche Teebaum und eine Woche Lavendel im Wechsel, immer bevor Sie die Wunde verbinden. Nach zwei Wochen sollte ein fettes, pflegendes Pflanzenöl dazugenommen werden.

Mit Aromatherapie richtig durchatmen

Eine besonders große Rolle spielt die Aromatherapie bei der Atmung. Das liegt nahe, da die Öle hauptsächlich über den Riechweg aufgenommen werden. Durch die vielfältigen Anwendungsmöglichkeiten werden Symptome im Bereich der Atmung schnell eingedämmt.

Zuerst einmal muss geschaut werden, ob es sich bei Atemproblemen um eine Erkältung mit den klassischen Symptomen wie Halsschmerzen, Husten und eine verstopfte Nase handelt. Oder geht es um eine allergische Reaktion, die ebenfalls mit einer laufenden, dicken Nase sowie juckenden und tränenden Augen einhergehen kann? Oft treten Erkältungen und Allergien im Zusammenhang mit einem geschwächten Immunsystem auf, das mithilfe geeigneter ätherischer Öle gestärkt werden kann. Vor allem in Grippezeiten, im Frühjahr und im Herbst, haben Sie die Möglichkeit, sich mit den richtigen Mischungen fit zu machen. Aber auch eine Bronchitis ist durch Einreibungen mit atemstimulierenden Ölen gut zu behandeln.

Bei Asthma ist etwas Vorsicht geboten. Aber auch hier können ätherische Öle angewendet werden – solche mit entkrampfender und beruhigender Wirkung.

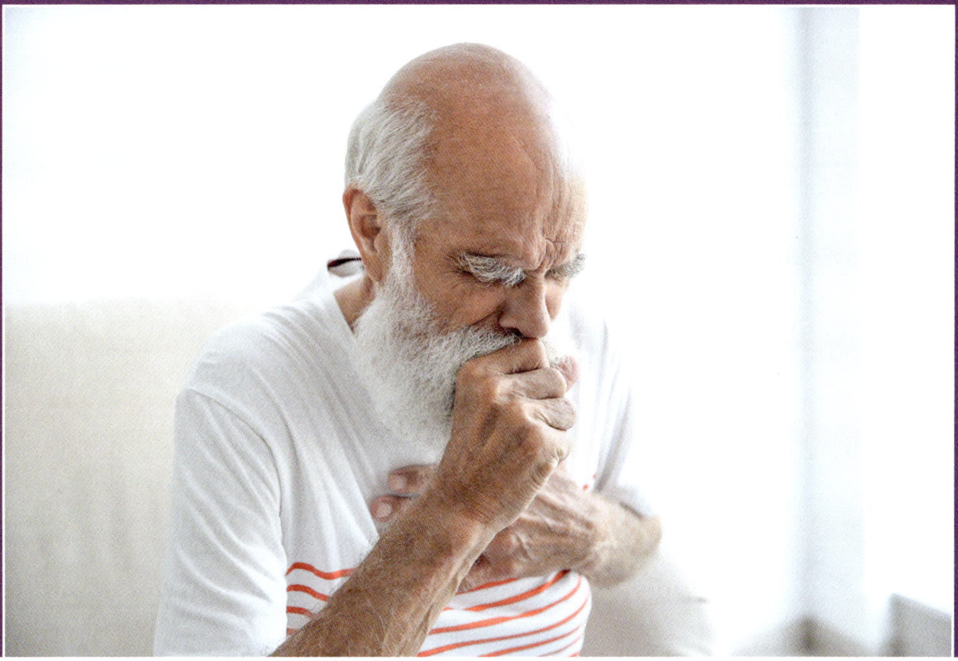

Reizhusten

Der Reizhusten zeichnet sich durch ständiges trockenes Hüsteln aus und ist nicht mit schleimigen Auswürfen verbunden. Er tritt häufig beim Jahreszeitenwechsel im Frühjahr und Herbst auf und kann der Vorbote einer Erkältungskrankheit sein. Es kann zu Heiserkeit kommen, außerdem verstärkt sich der Husten bei Anstrengungen.

Duftmischung bei Reizhusten

4 Tropfen Bergamotte • 3 Tropfen Benzoe Siam
2 Tropfen Zirbelkiefer • 2 Tropfen Lavendel

In die Duftlampe, besser noch in den Vernebler werden die ätherischen Öle getropft und verdampft. Alle hier genutzten Öle, die Bergamotte, das Benzoe-Siam-Harz, der Lavendel und die Zirbelkiefer, stoppen den Reizhusten. Sie beruhigen den Atem und verhindern durch ihre entzündungshemmenden Inhaltsstoffe ein Abrutschen der Problematik in die Bronchen. Täglich ein- bis zweimal die Duftlampe einschalten.

Brustkompresse bei akutem Reizhusten

1 Esslöffel Johanniskraut • 1 Tropfen Lavendel • 1 Tropfen Benzoe Siam

Die Kompresse in das Johanniskrautöl tunken. Je einen Tropfen Lavendel und Benzoe Siam auftropfen und die Kompresse auf die Brust legen. Meist tritt eine sofortige Beruhigung ein und der lästige Reizhusten verschwindet. Bei Bedarf wiederholen.

Bronchitis

Bei einer Bronchitis kommt es zu einer Entzündung der Schleimhaut der Bronchien, der oberen Atemwege. Schmerzen hinter dem Brustbein beim Husten und ein zäher Auswurf sind die Akutbegleiter der meist viral bedingten Infektion. Ein bakterieller Infekt kann als sekundäre Infektion folgen. Die länger andauernde Erkrankung der Atemwege nennt man chronische Bronchitis.

Bronchitismischung für die Duftlampe

3 Tropfen Eukalyptus radiata • 3 Tropfen Lorbeer • 2 Tropfen Latschenkiefer

Tropfen Sie die drei ätherischen Öle Eukalyptus radiata, Lorbeer und Latschenkiefer in die Duftlampe. Der Eukalyptus ist ein sanfter, aber kraftvoller Gegner bei grippaler oder viraler Bronchitis. Er wirkt besonders auswurffördernd und hustenreizlindernd. Sehr wirksam gegen Keime ist auch der Lorbeer. Er trumpft mit sanfter Stärke gegen die Bronchitis auf. Die Latschenkiefer ist hochwirksam bei Atemwegserkrankungen. Sie wirkt schmerzstillend, entkrampfend, entzündungshemmend und nervenstärkend. Die Duftlampe kann täglich und nach Bedarf eingeschaltet werden.

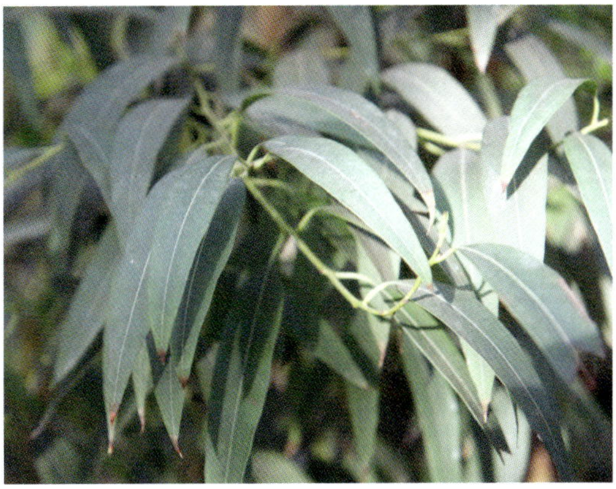

Im Gegensatz zu Eucalyptus globolus riecht Eucalyptus radiata wesentlich dezenter, was aber seiner Wirkung keinerlei Abbruch tut.

Wenn Sie mögen, geben Sie noch zwei oder drei Tropfen Grapefruit in die Duftlampe – das sorgt für noch mehr Frische und wirkt sich positiv auf die Stimmung aus.

Klassische Bronchitis-Brustmischung

100 ml Mandelöl • 5 Tropfen Cajeput • 5 Tropfen Thymian CT Linalool
4 Tropfen Benzoe Siam • 2 Tropfen Lavendel • 2 Tropfen Salbei

Ein wunderbar duftendes, zartes ätherisches Öl gegen eine Bronchitis ist das Cajeputöl *(Melaleuca cajeputii)*. Es duftet nach Eukalyptus, ist aber viel sanfter mit seiner feinen fruchtigen Duftnote. Cajeput gehört zu den Myrtengewächsen, wie Teebaum und Niaouli. Der Thymian mit dem Chemotyp Linaool hat wenig bis gar keinen Kampfer und ist deshalb sehr gut bei Bronchitis geeignet, weil er gut wirken kann und nicht reizt. Benzoe Siam und Lavendel beruhigen nicht nur die Bronchen, sondern auch die Nerven, man kann besser schlafen. Von den über 900 Salbeiarten kommt hier der Gartensalbei (*Salvia officinalis*) zum Einsatz. Er wirkt besonders gut gegen Husten und Bronchitis. Salbei verflüssigt den Schleim, der dann besser abgehustet werden kann. Außerdem wirkt Salbei stark antiviral und antibakteriell. Die Bronchitisölmischung kann morgens und zur Nacht auf Brust und oberen Rücken aufgetragen werden.

TIPPS

Bei einer Bronchitis muss auch viel getrunken werden. Am besten Tees aus den folgenden Kräutern:

Alantwurzel *(Inula helenium):* Die Alantwurzel hilft bei Bronchitis, den Schleim zu lösen und die Entzündung einzudämmen. Einen Teelöffel Alantwurzel mit 250 Milliliter heißem Wasser übergießen und 15 Minuten abgedeckt ziehen lassen. Bis zu viermal täglich eine Tasse schluckweise trinken. Gern kann der Tee mit Honig gesüßt werden.

Bibernelle *(Pimpinelle saxifraga)* ist ebenso eine Wurzel und hilft bei Husten und Heiserkeit. Die Bibernellewurzeln müssen eine Minute aufgekocht werden. Einen Esslöffel Wurzeln mit 300 Milliliter Wasser kurz aufkochen, zehn Minuten ziehen lassen und abseihen. Der Tee kann zum Trinken auch mit Honig gesüßt werden. Zum Gurgeln lassen Sie den Honig weg und warten, bis der Tee abgekühlt ist.

Veilchen *(Viola odorata):* Die wunderschöne lilafarbene Veilchenblüte hilft bei Bronchitis. Ein paar Blüten werden mit heißem Wasser übergossen und schluckweise, über den Tag verteilt, getrunken. Gern auch als Kur über ein paar Tage.

Asthma

Beim Asthma bronchiale sind die Atemwege besonders empfindlich und schnell gereizt oder gar entzündet. Oft führen Verengungen der Luftwege zu Beklemmungen in der Brust, zu Atemnot und schwerem Atmen mit pfeifenden Geräuschen. Auslöser können Allergien, Nahrungsmittelunverträglichkeiten, Infekte, aber auch Stress und Belastungen sein. Oft geht dem Asthma eine chronische Bronchitis voraus.

Asthmamischung zum Auftragen

50 ml Mandelöl • 3 Tropfen Lavendel • 2 Tropfen Zedernholz
1 Tropfen Kardamom • 1 Tropfen Myrte Marokko

Ein Brustöl für asthmageplagte Menschen sollte schmerzstillend, reizarm und sehr gut verträglich sein. Zedernholz hat antiallergische Eigenschaften und reduziert die Reizstoffwirkung bei der ohnehin erhöhten Empfindlichkeit. Außerdem wirkt die Zeder beruhigend. Lavendel hat in dieser Mischung auch eine beruhigende und eine entzündungshemmende Aufgabe. Die Myrte ist ein großartiger Helfer bei Asthma, weil sie entkrampfend wirkt und sehr mild ist. Die Mischung kann morgens, abends und bei Bedarf auf die Brust und den oberen Rücken aufgetragen und sanft einmassiert werden.

Asthmamischung für die Duftlampe

3 Tropfen Mandarine rot • 2 Tropfen Eukalyptus radiata
2 Tropfen Lavendel • 1 Tropfen Zedernholz

Auch in die Duftlampe kommen entspannende und reizarme ätherische Öle. Da Asthma oft mit Ängsten und Beklemmungen einhergeht, nimmt man für die Duftlampe auch angstlösende Öle, wie zum Beispiel Mandarine rot. Sie streichelt die Seele und verleiht ein Gefühl von Geborgenheit und Sicherheit. Dafür sind aromatische Esther verantwortlich. Lavendel unterstützt die Wirkung. Für ein besseres Durchatmen ist der Eukalyptus radiata in dieser Mischung. Die Zeder gibt Kraft und Durchhaltevermögen. Die Duftlampe können Sie am Tag ein- bis zweimal und bei Bedarf einschalten.

TIPP

Schwarzkümmel hat einen weiten Wirkungskreis. Er spielt nicht nur im Verdauungstrakt und bei Harnwegserkrankungen eine Rolle, sondern ist auch wichtig bei der Linderung von Allergien und Asthma. Sie können das Öl als begleitende Behandlung von allergischen Reaktionen nutzen. Hierzu nehmen Sie dreimal täglich einen Esslöffel Schwarzkümmelöl. Die Samen können Sie zudem über Müsli, Eierspeisen, Kürbissuppe oder auch Linsengerichte streuen. Es gibt sehr viele Anwendungen in der Küche für den pfeffrig, leicht scharf schmeckenden Schwarzkümmel.

ZÄPFCHEN, KAPSELN UND KOMPRESSEN

Bei sehr hartnäckigem lästigem Reizhusten oder rasselndem Husten können aus Aromaölen hergestellte Kapseln oder Zäpfchen helfen. Diese sollten Sie in der Apotheke anfertigen lassen oder zubereitet kaufen.

Die Anwendung von Zäpfchen ist sehr wirkungsvoll und vor allem schonend. Für die Zäpfchen nimmt man als Basis die Kakaobutter. Die Kakaobutter wird bei Wärme schnell weich und kann dadurch mit den ätherischen Ölen zügig aufgenommen werden. Dieser sogenannte First-Pass-Effekt hat den Vorteil, dass nicht erst, wie bei Kapseln, die Magen-Darm-Passage und die Leber durchquert werden müssen, sondern die Zäpfchen auf unmittelbarem Weg zur Wirkstätte gelangen. Denn die Wirkstoffe werden über die Darmschleimhaut direkt in den Organismus transportiert. Zäpfchen mögen zwar einen schlechten und unangenehmen Ruf haben, sind aber durchaus sinnvoll und effektiv. Sie wirken sehr schnell und sollten im Kühlschrank aufbewahrt werden.

Rezept für 10 Hustenzäpfchen

- 20 g Kakaobutter
- 30 Tropfen Thymian Linaool
- 26 Tropfen Eukalyptus radiata
- 25 Tropfen Speiklavendel

Das Zäpfchen kann morgens und abends in den After einführt werden. Um die Wirkung so schnell und lange wie möglich zu erhalten, gehen Sie bitte 30 Minuten nach dem Einführen nicht auf die Toilette.

Rezept für 60 Hustenkapseln

- 9 g Olivenöl
- 9 g Sanddornfruchtfleischöl
- 2 g Speiklavendel
- 2 g Eukalyptus radiata
- 2 g Thymian Linaool

Die Hustenkapseln werden ebenfalls in der Apotheke hergestellt. Die Basis ist hier ein fettes Öl. Es eignen sich besonders gut das Olivenöl und Sanddornfruchtfleischöl zu gleichen Teilen. Für die Rezeptur nimmt man die Kapselgröße eins. Die Hustenkapseln sollten Sie morgens und abends einnehmen.

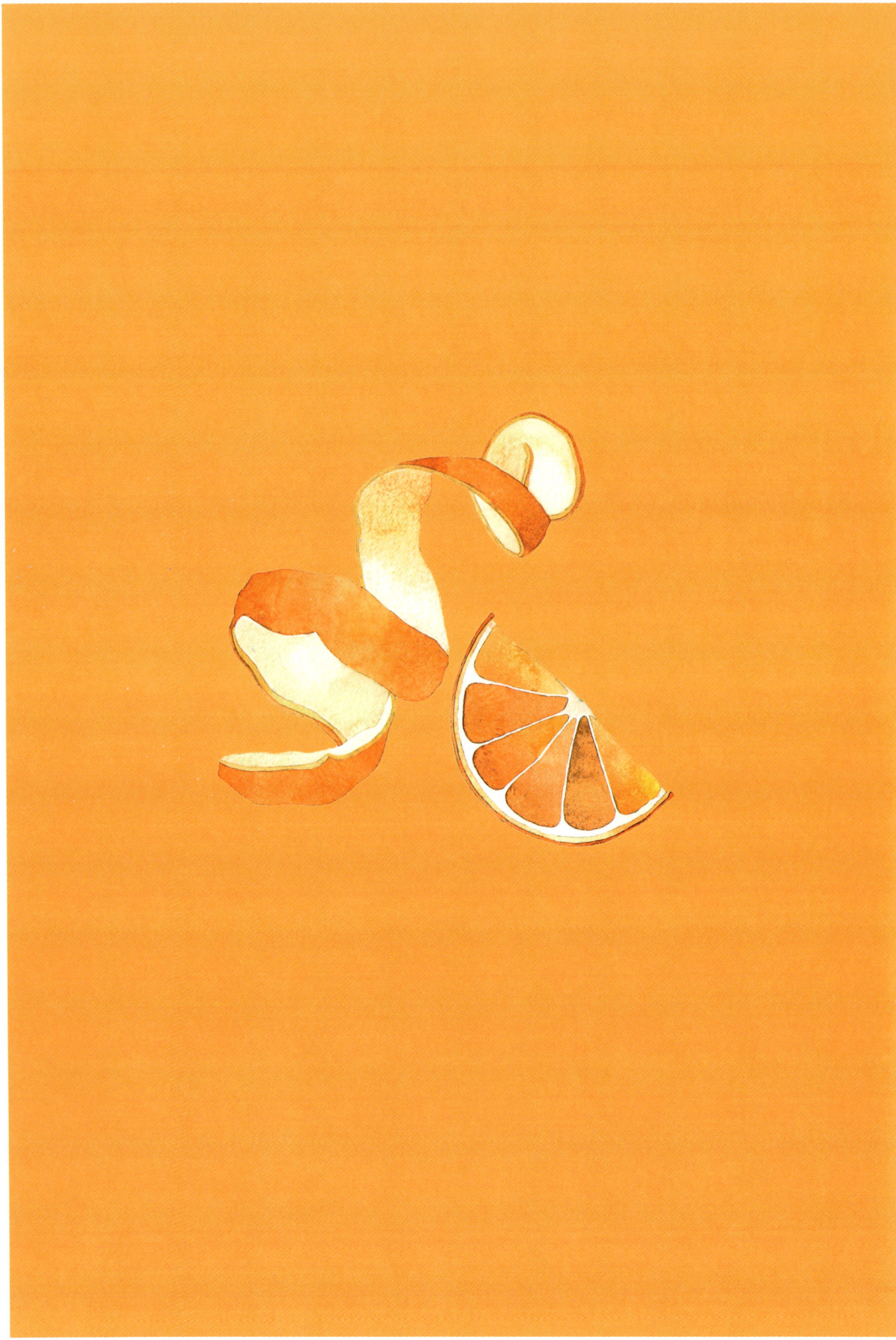

4

Mentales und emotionales *Wohlbefinden im Alter*

Manchmal hört man Leute sagen, dass Altwerden nichts für Angsthasen ist. Doch jeder Mensch muss sich in irgendeiner Art und Weise damit anfreunden und das Altern akzeptieren, mit all seinen Facetten. In diesem Bereich helfen uns ätherische Öle auf der emotionalen Ebene. Sie können die Stimmung aufhellen und uns zuversichtlich machen. Dazu kommt, dass sie angenehme Erinnerungen wachrufen können. Wie Sie wissen, sind diese im limbischen System abgespeichert, das auch mit der Verarbeitung von Düften gekoppelt ist.

Mentale und emotionale Beschwerden lindern

Großartige Öle, wie zum Beispiel Angelikawurzel, Zeder oder Grapefruit, geben Kraft, Selbstvertrauen und nehmen eventuelle Ängste. Bei Schlafstörungen können Lavendel, Bergamotte oder Zirbelkiefer wunderbar helfen. Bei Trennungsschmerz, Verlust oder Heimweh sprechen hervorragende ätherische Öle wie Zeder, Melisse und Orangenblüte, auch Neroli genannt, den gestressten Geist an. Auch die langen dunklen Wintertage können wir mit erfrischenden Zitrusdüften sonnig gestalten. Eine Duftmischung mit Orange und Rosengeranie macht Mut und gibt Zuversicht. Vanille, Tonkabohne und Benzoe Siam, die süßen Öle, hüllen uns in Geborgenheit und geben uns eine zufriedene Stimmung. Die Walddüfte, wie Latschenkiefer, Kiefernadeln, Weißtanne oder Douglasie, helfen bei Erschöpfungszuständen. Um uns die Lebenslust zu erhalten, ist unser Geruchssinn mit der Nase, dem Riechkolben und dem limbischen System eine geniale Erfindung. Nutzen wir ihn, so werden wir auch im dritten Drittel unseres Lebens viel Freude haben können.

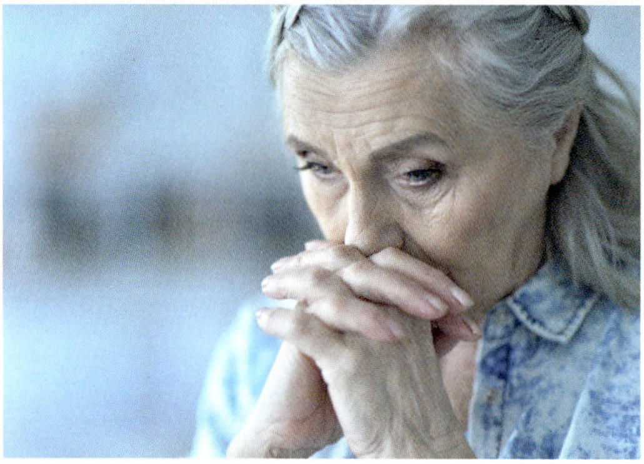

Damit sich eine starke emotionale Belastung nicht auf Ihre Gesundheit auswirkt, können Sie auch hier zur Aromatherapie greifen.

Abgeschlagenheit, Erschöpfung und Energielosigkeit

Abgeschlagenheit äußert sich häufig in einer allgemeinen Kraftlosigkeit der Psyche, aber auch des Körpers. Sie tritt nach zu großer Belastung und Anstrengung auf. Gerade im hohen Alter ermüdet man schneller. Energielosigkeit und Abgeschlagenheit können auch körperliche Ursachen haben, die mit Schlaflosigkeit, Verspannungen, Kopfschmerzen und Appetitlosigkeit einhergehen. Auf der emotionalen und auch auf der körperlichen Ebene kann die Aromatherapie ausgezeichnet unterstützen.

Zitrusduftmischung für neue Kraft

6 Tropfen Grapefruit • 4 Tropfen Bergamotte • 3 Tropfen Limette
3 Tropfen Lemongras • 2 Tropfen Zeder

Die Düfte der drei Zitrusfrüchte sind stimmungsaufhellend, anregend und aktivierend. Sie helfen, den müden Geist wieder aufzuwecken. Lemongras, das ebenfalls nach Zitrone duftet, stärkt zudem die Lebensgeister und die Abwehrkraft. Eine besondere Kraftquelle ist in dieser Mischung das Zedernholzöl. Zeder hilft Menschen, in schwierigen Situationen stark zu bleiben und durchzuhalten. Die Duftlampe kann täglich zweimal mit dieser Mischung genutzt werden. Sie eignet sich allerdings nicht zum Einschlafen, deshalb nicht spätabends vor dem Zubettgehen einschalten.

TIPP

Erfrischende Zitrusdüfte sollten nicht unmittelbar vor dem Zubettgehen genutzt werden, da ihre anregende Wirkung das Einschlafen behindern könnte. Nutzen Sie diese Mischung also besser ein paar Stunden, bevor Sie sich schlafen legen.

Blumige Kraftmischung für die Duftlampe

3 Tropfen Ylang-Ylang • 3 Tropfen Melisse
2 Tropfen Lavendel • 2 Tropfen Linaloeholz

Wer es etwas blumiger und ruhiger haben möchte, macht sich eine Duftlampe mit den Blütendüften Ylang-Ylang, Lavendel und Melisse an. Die exotische Ylang-Ylang wirkt kraftspendend und sinnlich. Der Duft vermittelt ein Gefühl von Geborgenheit und Wärme. Auch die Melisse ist ein sehr beruhigendes ätherisches Öl. Sie wirkt ausgesprochen gut bei Stress und Unruhe. Ebenso der Lavendel. Er hat auch auf der emotionalen Ebene viel zu bieten. Eine etwas holzige, zart-rosige Note bringt das Linaloeholz *(Bursera delpechiana)* in die Duftmischung. Linaloeholz stammt von einem etwa 20 Meter hohen südamerikanischen buschigen Baum und das ätherische Öl wird tatsächlich aus den Holzspänen gewonnen. Diese wunderbaren Öle sprechen alle die erschöpfte Seele an.

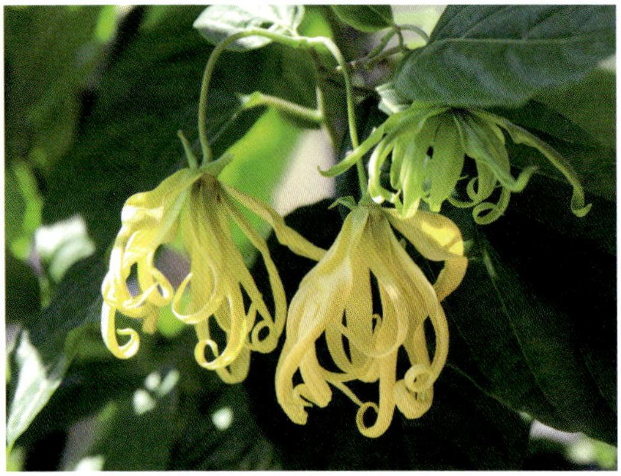

Der Name Ylang-Ylang lässt sich aus dem Malaiischen mit »Die Blume der Blumen« übersetzen.

TIPP

Wenn Sie einen Garten oder Balkon haben, können Sie sich Melisse anbauen und einen Tee aus den frischen Blättern aufbrühen. Der schmeckt wunderbar aromatisch und beruhigt schnell die Nerven. Dazu nehmen Sie fünf bis sechs frische Blätter und übergießen sie mit heißem Wasser. Gern können Sie auch getrocknete Blätter nutzen.

Nervosität und innere Unruhe

Eine innere Unruhe zeigt sich oft mit aufreibender Nervosität, Gereiztheit und Angespanntheit. Die Gedanken spielen Pingpong. Der Kopf kommt nicht zur Ruhe, was uns stresst und die allgemeine Stimmung sinken lässt. Die häufig hinzukommenden körperlichen Symptome wie Schwindel, Schweißausbrüche oder Herzklopfen sind fatal, da sie oft noch mehr Unruhe hervorrufen. Die körperliche und psychische Verfassung von Menschen, die unter Nervosität oder innerer Unruhe leiden, sind oft bedenklich. Doch Aromaöle können in dieser Situation ausgezeichnet helfen.

Blumige Duftmischung für Ruhe und Ausgeglichenheit

3 Tropfen Melisse • 2 Tropfen Rose
1 Tropfen Römische Kamille • 1 Tropfen Narde

Diese blumige Mischung für die Duftlampe beinhaltet die extrem beruhigende Melisse, die bei innerer Unruhe sanft und gleichzeitig kraftvoll dagegenhält. Die Rose bringt überstrapazierte Nerven wieder in ruhigere Bahnen. Ein ausgesprochen gutes ätherisches Öl bei Nervosität ist außerdem die Römische Kamille *(Chamaemelum nobile)*. Sie wirkt höchst entspannend, auch mit einer ganz kleinen Dosis. Die Römische Kamille unterscheidet sich komplett von der echten Kamille, nicht nur im Aussehen, sondern auch in den Anwendungsmöglichkeiten des ätherischen Öls. Während die echte Kamille, auch Kamille blau genannt, ein ausgezeichnetes Hautöl bietet, kommt die Römische Kamille vor allem bei innerer Unruhe und Nervosität zum Einsatz. Die kleine, robuste, sehr hübsche Blüte beruhigt ungemein und duftet herrlich. Dazu kommt in dieser Mischung noch ein Tröpfchen vom ätherischen Nardeöl mit harmonisierenden und stabilisierenden Merkmalen. Es führt großartig durch schwierige Situationen.

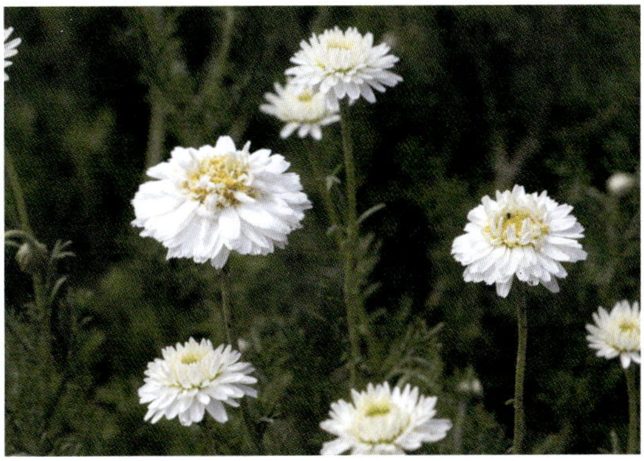

Die Römische Kamille wirkt entspannend und beruhigend bei innerer Unruhe und Nervosität, auch bei einer geringen Dosis.

Würzige Düfte für Ruhe und Ausgeglichenheit

3 Tropfen Myrte Marokko • 3 Tropfen Benzoe Siam
2 Tropfen Angelikawurzel • 1 Tropfen Narde

Diese etwas würzig herbe Duftmischung bei Nervosität und innerer Unruhe lebt von der marokkanischen Myrte, der Angelikawurzel und der Narde. Die Mischung für die Duftlampe verleiht durch die Narde seelische Standhaftigkeit, nimmt durch die Angelikawurzel die Angst und stärkt durch die Myrte das Nervensystem. Der süße, balsamische Duft des Benzoe-Siam-Harzes schenkt Frieden.

TIPP

Wenn Ihnen diese Duftmischung doch etwas zu herb ist, können Sie noch zwei bis drei Tropfen Bergamotte oder Grapefruit in die Duftlampe geben.

Schlafstörungen

Schlaf ist eine der wesentlichen Grundlagen für Wohlbefinden. Ein gesunder Schlaf ermöglicht, dass wir uns von den Herausforderungen des täglichen Lebens erholen. Die Hauptursache vieler psychosomatischer Beschwerden sind tatsächlich Schlafstörungen, auch im Alter.

Ätherische Öle können glücklicherweise sehr positiv in die Schlafkultur eingreifen. Es muss dabei nicht immer nur der Lavendel sein. Doch von ihm können Sie natürlich am Abend, kurz vor dem Zubettgehen, ein bis zwei Tropfen pur auf das Kopfkissen geben. Wenn Ihnen das am Kopf zu viel ist, können Sie ihn auch an die Füße tropfen oder ganz einfach auf Nachthemd oder Schlafanzug. Ein paar tiefe Atemzüge nehmen und entspannen ... Es gibt aber noch sehr viel mehr Möglichkeiten.

Schlaföl ohne Lavendel

100 ml Mandelöl • 13 Tropfen Mandarine rot
6 Tropfen Zirbelkiefer • 7 Tropfen Tonkabohne

Die Zirbelkiefer hat hier das duftende Sagen. Sie lässt den Puls langsamer werden und der Kreislauf entspannt sich. Mandarine rot schenkt Geborgenheit, was natürlich auch schlaffördernd ist. Tonkabohne wirkt extrem entspannend auf das zentrale Nervensystem, weshalb sie auch ein wunderbares ätherisches Öl zum Schlafen ist. Tragen Sie die Schlafmischung abends auf Brust, Oberarme, Nacken, Hals und Schläfen auf. Eine wohltuende Fußmassage mit dem Öl führt ebenfalls zu Entspannung.

TIPP

In dieser Ölmischung darf auch gebadet werden. Dazu geben Sie 10 bis 15 Milliliter davon auf ein Vollbad. Das Öl wird oben auf dem Wasser schwimmen. Sie haben hier gleich zwei wunderbare Effekte. Zum einem beruhigt ein warmes Vollbad vor dem Schlafengehen, zum anderen haben Sie durch die Kombination von Mandelöl und ätherischen Ölen eine wunderbare Hautpflege.

Schlaföl mit Lavendel

100 ml Mandelöl • 8 Tropfen Lavendel
3 Tropfen Rose • 3 Tropfen Benzoe Siam • 1 Tropfen Narde

Natürlich gibt es für die Lavendelliebhaber unter uns auch ein schönes Rezept mit Lavendel zum Einreiben oder Baden. Wir runden die Lavendel-Schlafmischung mit der sinnlichen Rose, der süßholzigen Narde und dem balsamisch duftenden Benzoe Siam ab. Wenn Sie die Rose nicht mögen, lassen Sie sie einfach weg. Die

Mischung wirkt schlafördernd, stresslösend, harmonisierend und beruhigend. Ein wohliger Schlaf dürfte damit sicher sein.

Eine einfache und schnelle Anwendung bei Schlafstörungen kann das Versprühen von Hydrolaten oder Raumsprays mit Rose und Lavendel, Zirbelkiefer oder Zeder sein. Häufig reicht auch nur ein Tropfen von Lavendel, Rose, Zeder oder Zirbelkiefer auf dem Kopfkissen oder am Fußende des Bettes.

Stress

In Stress gerät man, grob gesagt, wenn man nicht weiß, was man zuerst machen soll. Zu viele Aufgaben müssen erledigt und bewältigt werden. Zu wenig Zeit ist dafür da. Um in einer solchen Lage wieder Klarheit und Struktur zu finden, kann die Aromatherapie eingesetzt werden. Sie können sich ein wunderbares Aromabad gönnen oder schnell eine Duftlampe anmachen. Hochwertige ätherische Öle, wie die in den folgenden Rezepten, können den Stress reduzieren.

Bade- und Körperöl gegen Stress

100 ml Mandelöl • 5 Tropfen Rose • 5 Tropfen Melisse
2 Tropfen Vanille • 1 Tropfen Patchouli

Dieses Öl kann stressmindernd wirken. Dazu ist die Rose besonders gut geeignet. Nebenbei pflegt sie gleich die Haut und stärkt damit auch noch das Immunsystem. Der absolute Stresskiller ist Melisse. Der nach Indien duftende 68er-Blumenkinder-Patchouliduft ist rauchig, schwer, exotisch und gibt dem Ganzen eine ausgleichende, stärkende und harmonisierende Kraft. Patchouli ist wirklich einzigartig, muss aber immer sehr gering dosiert werden. Die Vanille dagegen, mit ihrem seelisch stark aufhellenden, leicht antidepressiven süßen Duft rundet die Antistressmischung ab.

Geben Sie davon zehn Milliliter auf eine volle Badewanne und massieren Sie das Öl während des Badens in die Haut ein. Oder Sie ölen sich nach dem Wannenbad oder der Dusche damit ein. Die Haut sollte immer feucht sein, wenn man sie pflegt, so kann die Mischung besser aufgenommen werden.

Achtung: Ölmischungen an den Füßen und dann auf den Fliesen können sehr glatt und rutschig sein. Bitte seien Sie vorsichtig.

Anti-Stress-Fußbad

20 g grobes Meersalz • 5 Tropfen Lavendel • 4 Tropfen Bergamotte
3 Tropfen Römische Kamille • 2 Tropfen Palmarosa

Ein Fußbad nimmt Ihnen schon mal grundsätzlich den Stress, weil Sie sich dafür hinsetzen müssen und Zeit haben, die Gedanken neu zu organisieren. Nicht nur über die Haut an den Füßen, sondern auch über die Schleimhäute beim Einatmen kommen die entspannenden, aufbauenden, ausgleichenden und stärkenden ätherischen Öle des Lavendels, der Bergamotte, der Römischen Kamille und der Palmarosa zur Wirkung. Für ein Fußbadesalz nehmen Sie 20 Gramm grobes Meersalz und träufeln die ätherischen Öle darauf. In einer Schüssel mit warmem Wasser lösen Sie die Salz-Öl-Mischung auf und baden die Füße darin für etwa 20 Minuten. Bei Bedarf kann warmes Wasser nachgegossen werden. Einmal täglich ein Fußbad, kombiniert mit einem kurzen bewussten Innehalten oder einer kleinen Meditation lässt den Stress von Ihnen abfallen. Eine angeleitete Meditation finden Sie auf Seite 177.

Sorgen

In den späteren Lebensjahren verlagern sich die Sorgen auf neue Themen. Viele Fragen können plötzlich auftauchen, die Angst machen. Lähmende Gedanken im Kopf lassen nicht nach und beschäftigen viele Senioren dauerhaft. Das ist ermüdend und kraftraubend. Um ein bisschen zur Ruhe zu kommen und wieder lösungsorientiert und zuversichtlich zu denken, können entspannende ätherische Öle wie Bergamotte oder Zirbelkiefer genutzt werden.

Sorglosmischung mit Rose für die Duftlampe

2 Tropfen Rose • 2 Tropfen Benzoe Siam • 1 Tropfen Zedernholz

Die Rose zusammen mit der Zeder und dem Benzoe-Siam-Harz besänftigen die Sorgen. Gerade das Zedernholz hat die außergewöhnliche Kraft, Menschen bei großen Veränderungen, bei denen Altgewohntes losgelassen werden und man sich auf Neues einlassen muss, zu unterstützen. Der edle Duft der Rose umschmeichelt die Seele und der balsamisch süße Duft vom Styraxbaum schenkt Geborgenheit. Die Duftlampe mit dieser Mischung können Sie immer anschalten, wenn die Sorgen zu groß werden und keine Ruhe geben.

TIPP

Zedernholz kann sehr viel Standhaftigkeit verleihen. Dazu tropfen Sie sich einen Tropfen des ätherischen Öls auf die Fußsohle. Sollten Sie die Fußsohle nicht erreichen, können Sie auch die Handfläche nehmen. Die Zeder wird auch Kraftbaum genannt.

Zitusmischung gegen Sorgen für die Duftlampe

5 Tropfen Bergamotte • 3 Tropfen Zirbelkiefer • 2 Tropfen Vanille

Etwas frischer und zitroniger ist diese Mischung mit Bergamotte, Zirbelkiefer und Vanille. Bergamotte hat auf der einen Seite den frischen, fruchtigen, leicht blumigen Zitrusduft und auf der anderen Seite den etwas herberen zarten Lavendelduft in sich. Das macht Bergamotte so außergewöhnlich. Zusammen mit der Zirbelkiefer kann sie Ihnen helfen, die schwere Last der Sorgen von den Schultern zu nehmen. Die Zirbelkiefer *(Pinus cembra)* ist ein starker Baum, der für die Unsterblichkeit steht. Der süßliche Duft der Vanille legt eine weiche schützende Hülle über einen sorgenvollen Menschen.

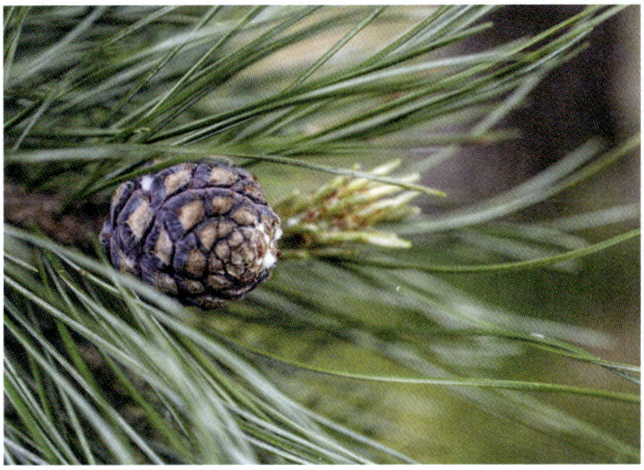

Die Zirbelkiefer wird auch als »die Unsterbliche« bezeichnet. Sie stabilisiert und gibt Kraft in dunklen Stunden.

TIPP

Wenn Sie mögen, können Sie noch vier oder fünf Tropfen Mandarine rot in die Duftlampe träufeln. Sie kann Ihnen ein Gefühl der Sicherheit vermitteln.

Trauer und Verlustschmerz

Eine besondere Belastung im Alter ist der Fortgang geliebter Menschen. Mit dem Abschied kommen tiefe emotionale Schmerzen hoch. Viele ältere Menschen verfallen in einen tiefen Schmerz. Mutlosigkeit und Aussichtslosigkeit lassen sie verzweifeln. Oft haben sie auch schon viel Kraft verloren, während sich der Tod des Partners oder anderer nahestehender Menschen ankündigte. In einer solch schweren Zeit können Wurzelöle, süße, die Seele streichelnde Öle und besonders das Orangenblütenöl Erdung, Kraft und Trost geben.

Notfall-Roll-on in der Trauerzeit

10 ml Mandelöl • 6 Tropfen Neroli (Orangenblütenöl)
3 Tropfen Melisse • 1 Tropfen Römische Kamille

Wird der Schmerz unerträglich, kann schnell der Roll-on unter der Nase entlanggerollt werden. Atmen Sie die ätherischen Öle tief ein und halten Sie kurz inne. Das Neroliöl, aus den Blüten des Bitterorangenbaums, hat eine ausgeprägt beruhigende Wirkung bei Schockzuständen – und der Verlust eines geliebten Menschen löst einen Schock aus. Die Melisse entschärft, wie auch das Neroliöl, sehr schnell die Angst. Die Römische Kamille wirkt ebenfalls schnell gegen den seelischen Schockzustand. Den Roll-on können Sie immer bei sich tragen und im Notfall sofort nutzen.

TIPP

- Orangenblütenwasser und Melissenwasser können Sie sich im seelischen Notfall auf das Gesicht sprühen.
- Sie können sich einen einzigen Tropfen des ätherischen Öls der Römischen Kamille pur auf den Solarplexus, das Sonnengeflecht im Magenbereich, tropfen und langsam sanft einmassieren. Das Sonnengeflecht ist ein Bündel aus Nerven- und Knotenfasern des vegetativen Nervensystems.

Antitrauermischung für die Duftlampe

4 Tropfen Ylang-Ylang • 2 Tropfen Rosenholz
2 Tropfen Tonka • 1 Tropfen Zedernholz

Diese sehr beruhigende und seelischen Schmerz lindernde Duftlampenmischung können Sie täglich nutzen. Die exotisch duftende Ylang-Ylang löst Ängste. Eine besonders beruhigende und entspannende Komponente bringt der Duft des Rosenholzes hinein. An süßes Marzipan erinnernd vermittelt das Tonkabohnenöl ein Gefühl von »Ich werde aufgefangen«. Zedernholz ist der Stabilisator in der Mischung, weil er Ängste in Bezug auf anstehende Veränderungen reduziert.

TIPP

Diese sehr angenehme Mischung kann auch in 100 Milliliter Mandelöl gemischt und zur täglichen Bauchmassage genutzt werden.

TONKA ZUM WÜRZEN

Die Tonkabohne *(Dipteryx odorata)* kann man auch ins Essen reiben. Gern werden damit Süßspeisen verfeinert. Probieren Sie einmal diesen selbstgemachten Zitronenquark mit Tonka. Sie benötigen für vier Portionen:

- 500 g Quark
- 10 ml Sahne
- abgeriebene Schale von einer Zitrone oder 10 Tropfen ätherisches Zitronenöl
- Honig oder Agavendicksaft zum Süßen
- 2 bis 3 Gramm geriebene Tonkabohne oder 5 Tropfen ätherisches Tonkaöl
- eventuell noch etwas Zitronensaft

Alles miteinander verrühren, eventuell etwas nachsüßen.

Schmerzfrei und freudig durchs Jahr

Jede der vier Jahreszeiten hat ihr Schönes und ihre ganz eigenen Besonderheiten. So freut man sich doch immer wieder über die sprießenden Knospen, die ersten warmen Sonnenstrahlen, das Bunt der herbstlichen Wälder oder den ersten Schnee. Doch jede Jahreszeit bringt auch die ein oder andere Beschwerde mit sich. Damit Sie die schönen Seiten (noch) besser genießen können, helfen Ihnen die folgenden besonderen Tipps, beschwerdefrei durchs Jahr zu kommen.

Winter

Der Winter erfordert viel Kraft und Ausdauer. Die Dunkelheit schlägt aufs Gemüt, doch es gibt Aromaöle, die helfen, die Tage fröhlicher zu gestalten. Orange oder Zitrone zum Beispiel sind ätherische Öle, die stark aufhellende, stimmungshebende, belebende und erfrischende Wirkungen erzielen. In der trüben Jahreszeit vollbringen diese Öle einfach Wunder. Es reicht oft schon ein Tröpfchen auf dem Taschentuch und die Stimmung verändert sich schlagartig ins Positive. Mandarine rot mit ihrem hohen Gehalt an Monoterpenen, gemischt mit Vanille oder Tonka, gibt uns Geborgenheit und lässt die Einsamkeit verschwinden.

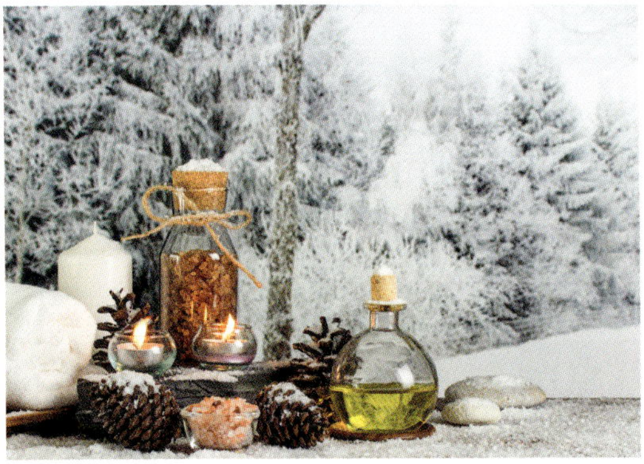

Tannen- und Zitrusdüfte ergänzen sich nicht nur zur Weihnachtszeit optimal zu einer harmonischen Komposition.

Winter in der Duftlampe

VARIANTE 1: 4 Tropfen Mandarine rot • 4 Tropfen Grapefruit
2 Tropfen Tonka • 1 Tropfen Weißtanne

VARIANTE 2: 5 Tropfen Douglasie • 3 Tropfen Bergamotte
2 Tropfen Vanille • 1 Tropfen Benzoe Siam

Die Duftlampe mit diesen Mischungen kann mehrmals am Tag angemacht werden. Gerne können Sie die Tropfenzahl der Zitrusdüfte dezent erhöhen, wenn Ihnen danach ist.

Frühling

Im Frühling erwachen die Kräfte wieder. Um das zusätzlich zu unterstützen, können Sie die ätherischen Öle zu Hilfe nehmen. Immunsystem, Gelenke und Muskulatur wollen nach einem langen »Winterschlaf« wieder aktiviert werden. Da passt die Rosengeranie mit ihrer Komplexität an Inhaltsstoffen. Sie stärkt vor allem das Herz-Kreislauf-System. Der sanfte Thymian CT Linalool ist ein ätherisches Öl, das die seelischen und körperlichen Abwehrkräfte auf Vordermann bringt. Mithilfe einer wärmenden, durchblutungsfördernden Einreibung mit dem ätherischen Thymianöl können Gelenke und Muskulatur für den ersten Frühlingsspaziergang oder eine angenehme Radtour motiviert werden.

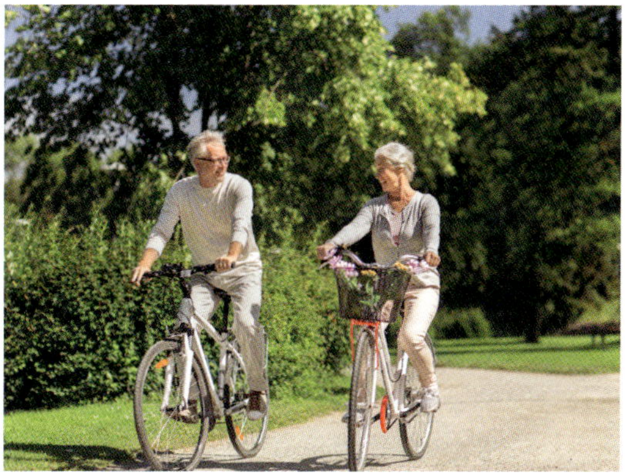

Nach sportlicher Betätigung können ätherische Öle zur Entspannung der Muskulatur beitragen.

Allergiker sind gerade im Frühjahr belastet. Zeder und Zypresse in Kombination dämmen die Histaminausschüttung, sodass allergische Reaktionen nicht so stark ausfallen. Beide Öle in einem Roll-on mit Mandelöl vereint sollten immer zur Hand sein. Wenn die Pollen wieder ihre Höhenflüge haben, direkt unter der Nase entlangrollen. Zusätzlich kann das Rezept auf Seite 90 gezielt gegen allergischen Schnupfen helfen.

Die beiden folgenden Ölmischungen verbreiten zusätzliche Frische und helfen, besser mit Frühjahrsmüdigkeit umzugehen.

Frühling in der Duftlampe

VARIANTE 1: 4 Tropfen Rosengeranie • 2 Tropfen Thymian CT Linalool
2 Tropfen Benzoe Siam • 2 Tropfen Linaloeholz

VARIANTE 2: 5 Tropfen Zypresse • 3 Tropfen Zedernholz
2 Tropfen Litsea • 2 Tropfen Zitrone

Tropfen Sie die Frühlingsmischungen in die Duftlampe oder den Diffuser. Am Morgen eignet sich die Variante 1 mit ihren anregenden Eigenschaften besonders gut, um in Schwung zu kommen. Variante 2 kann den ganzen Tag das Haus beduften.

Sommer

Der Sommer strapaziert durch Wärme und intensive Sonnenstrahlung einerseits den Kreislauf, andererseits die Haut. Pflanzenwässer können hier gleich auf vielfältige Weise Abhilfe leisten: Das Aufsprühen erfrischt, die Inhaltsstoffe pflegen. Das Pfefferminzwasser mit seiner kühlenden Eigenschaft lässt geschwollene Beine entspannen. Auch das kühlende Aloe-vera-Öl trägt als Basisöl zur Abkühlung und Pflege sonnengestresster Haut bei. Beim Sonnenbrand werden die Hautzellen stark beschädigt, was eine schnelle Hautalterung bewirken kann. Ätherische Öle wie Lavendel,

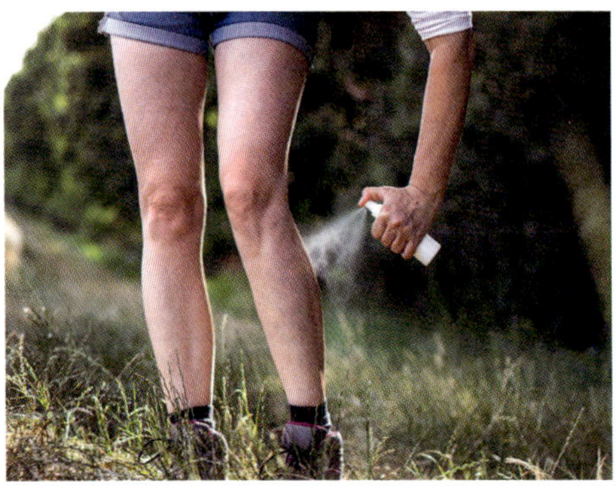

Erfrischende Sprays helfen dem Körper, mit der Hitze umzugehen.

Pfefferminze, Niouli oder Teebaum in einem fetten Basisöl sorgen für eine zügige, schmerzfreie Regeneration der Haut.

Sommerfrische für den ganzen Körper

Pfefferminz- oder Lavendelhydrolat • 5 Tropfen Pfefferminze
1 Tropfen Teebaum • 1 Tropfen Niaouli

Geben Sie das Hydrolat und die Öle in eine leere 100-Milliliter-Sprühflasche mit Pumpkopf. Die Mischung können Sie sich bei Bedarf auf Arme und Beine sprühen und sich somit eine kleine Abkühlung genehmigen.

After-Sun-Pflegeöl

100 ml Aloe-vera-Öl • 6 Tropfen Lavendel • 2 Tropfen Rosengeranie
1 Tropfen Karottensamen • 1 Tropfen Niaouli

Tropfen Sie die ätherischen Öle des Lavendels, der Rosengeranie, des Karottensamens und des Neroli in das kühlende Aloe-vera-Öl und tragen Sie es am Abend und nachdem Sie in der Sonne gesessen haben, auf die Haut auf.

TIPP

Das Spray nicht für das Gesicht benutzen, da die feinen Tröpfchen sonst in die Augen geraten könnten.

Herbst

Der Herbst zeigt mit seinen bunten Farben an, dass sich langsam wieder ein Jahr dem Ende neigt. Das kann auf die Stimmung drücken. Um die Zeit trotzdem zu genießen, helfen die ätherischen Baumöle. Damit holen Sie sich den Waldspaziergang nach Hause ins Wohnzimmer. Die Zirbelkiefer entspannt, die Weißtanne hebt die Stimmung, die Douglasie wirkt frisch und antibakteriell. Sie alle zusammen in der Duftlampe – und Sie sind gegen schlechte Stimmung ebenso wie gegen Erkältungsanzeichen gewappnet. Es duftet frisch holzig und die keimtötende Wirkung auf die Atemwege tut ihr Übriges.

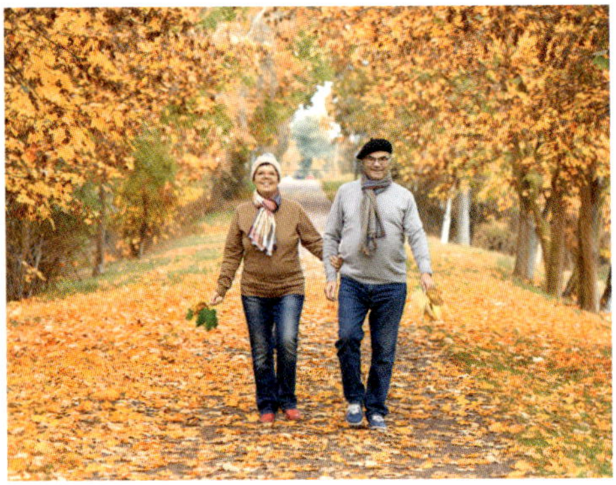

Um einem herbstlichen Stimmungstief entgegenzuwirken, helfen frische Luft und ätherische Duftöle.

Herbst in der Duftlampe

VARIANTE 1: 5 Tropfen Zirbelkiefer
5 Tropfen Douglasie • 2 Tropfen Vanille

VARIANTE 2: 5 Tropfen Weißtanne • 2 Tropfen Benzoe Siam
2 Tropfen Weihrauch (Eritrea oder Äthiopien)

Beide Duftmischungen können mehrmals täglich angewendet werden. Die erste Variante können Sie auch in einen Diffuser tropfen und genießen. Die holzigen Düfte wirken sich nicht nur positiv auf die Stimmung aus, sondern stärken zudem das Immunsystem. So schützen Sie sich vor der bevorstehenden Erkältungssaison.

RIECHÜBUNGEN ZUM GEHIRNTRAINING

Mit täglichen Riechübungen wird das Gehirn trainiert und das Gedächtnis verbessert. Es kommt nicht darauf an, wie gut oder schlecht wir riechen können. Es kommt darauf an, dass wir das Gehirn dazu bringen, mitzuarbeiten und sich zu schulen. Es wird aktiv, wenn Sie kleine Unterschiede zwischen Düften erkunden und auch Geruchsintensitäten wahrzunehmen üben.

Ein Riechtraining kann ganz unkompliziert in den Alltag eingebaut werden. Nur 20 Minuten täglich reichen aus, um eine verbesserte Gedächtnisleistung zu erzielen. Sie können es zu zweit, aber auch allein machen. Gehen Sie beispielsweise in den Garten und schnuppern Sie. Wonach riecht es? Ist es der Lavendel im Sommer oder sind es die bunten und trocken gewordenen Blätter des Herbstes? Wie riecht der Frühling? Wie riecht der Rasen des Nachbarn, der gerade gemäht wurde? Konzentrieren Sie sich auf die jeweilige Situation. Nehmen Sie den Geruch wahr und versuchen Sie ihn in Worte zu fassen. Häufig werden Worte benutzt, die etwas mit dem Geschmack zu tun haben. Zum Beispiel sagen wir, etwas riecht nussig oder zitronig. Worte zu finden, ist ein zusätzlicher Trainingseffekt, denn Gerüche lassen sich nicht einfach beschreiben. Interessant ist es auch, zu zweit zu üben und vielleicht zu bemerken, dass andere völlig andere Riecheindrücke und Empfindungen dazu haben.

Egal, wo Sie sind, schulen Sie spielerisch Ihren Geruchssinn, mit Spaß und Freude. Jeder Spaziergang wird dadurch interessant und abwechslungsreich. Eine Frau hat mir einmal erzählt, dass sie aufgrund vieler Reisen so einige Städte am Duft erkennt. Athen ist ihre Lieblingsstadt mit ihrem Lieblingsduft. Es duftet nach Sonne, Meer und Oregano, gepaart mit dem typischen Duft einer Großstadt. Moskau hingegen duftet so, wie ihr die Stadt selbst erschien, mächtig, schwer und nicht angenehm. Moskau mochte sie vom Duft her nicht so gern. So kann auch mit Erinnerungen an verschiedene Urlaubsorte der Geruchssinn trainiert werden.

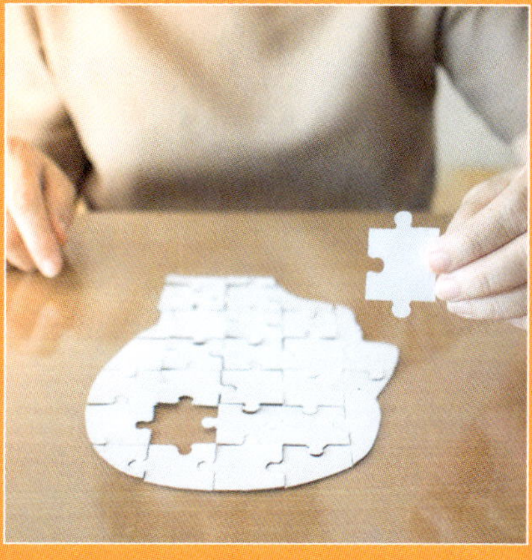

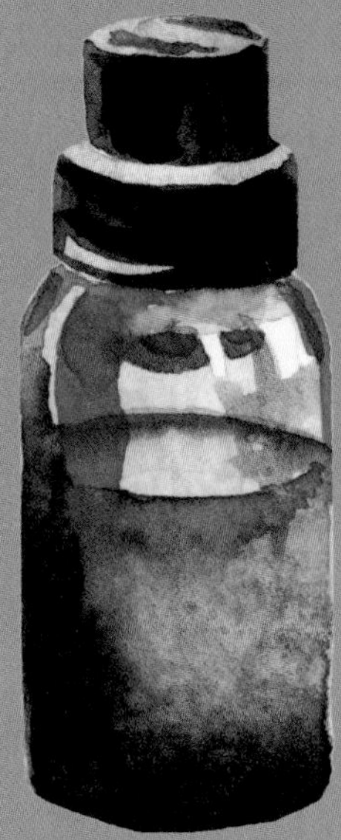

5

SOS-Tipps im Alltag

Die klassischen Haushaltsunfälle, wer kennt sie nicht? Zack ... schon hat man sich beim Kartoffelschälen in den Finger geschnitten. Oder man ist beim Anbringen der Lampe vom Hocker gestürzt. Für solche Fälle ist es ratsam, eine aromatherapeutische Hausapotheke zur Hand zu haben. Lavendel ist ein Muss. Ohne Teebaum geht es nicht. Dazu braucht es die Immortelle als Blaue-Flecken-Entferner, die Rosengeranie für die Nerven und die Pfefferminze, wenn es mal besonders wehtut. Schnell kann man Symptome wie Blutungen, Schmerzen, einen anschwellenden Knöchel oder Brandblasen behandeln. Ätherische Öle können sehr schnell eine Blutung stoppen und den Schmerz lindern.

Verletzungen der Haut ausheilen

Die meisten Unfälle passieren im Haushalt – doch natürlich ist nicht jeder Schnitt gleich ein Fall für den Arzt. Als Regel Nummer eins gilt immer: Ruhe bewahren. Bei weiteren Maßnahmen können ätherische Öle Abhilfe schaffen. Mit den folgenden Rezepten sind Sie gut gerüstet.

Schnittwunden

Bei Schnittwunden wird die Haut meist glatt getrennt und es kommt zu Blutungen. Ist die Wunde nicht tief und klaffend, reicht eine Behandlung mit ätherischen Ölen und einem Pflaster aus. Hört sie nicht auf zu bluten, sollte ein Arzt aufgesucht werden.

Erste Hilfe bei Schnittwunden: Pures Lavendelöl

2 bis 3 Tropfen Lavendel

Das Erste-Hilfe-Öl bei Schnittwunden ist der Lavendel. Ihn dürfen Sie auch pur auf die Haut und sogar auf offene Wunden auftragen, ohne dass es brennt. Viele andere Öle, insbesondere die Zitrusöle, dürfen auf keinen Fall pur auf die Haut gelangen. Bei einer Schnittwunde hilft Lavendel sofort, die Blutung zu stoppen, und er lindert den Schmerz. Den Lavendel auftragen, trocknen lassen und die Stelle verbinden. Wenn es eine etwas größere Wunde ist, kann der Lavendel auf eine Kompresse getropft werden und dann wird verbunden.

Verbrennungen und Verbrühungen

Bei Verbrennung oder Verbrühungen mit heißem Wasser oder Öl, einem zu heißen Topf oder Löffel wird die Oberhaut geschädigt und es kann zu Brandblasen kommen. Eine schnelle schmerzlindernde Behandlung ist es natürlich, die Stelle unter kaltes Wasser zu halten, damit die Hitze nicht in tiefere Hautschichten gelangt. Dann können Sie den Lavendel nutzen.

Erste Hilfe bei Verbrennungen und Verbrühungen

2 bis 5 Tropfen Lavendel

Haben Sie sich verbrannt oder verbrüht, nicht lange warten. Der Lavendel, der in jeder Hausapotheke vorrätig sein sollte, sollte sofort pur auf die Wunde aufgetragen werden. Er nimmt den Schmerz, verhindert das Anschwellen des Gewebes und unterstützt sofort die Wundheilung. Außerdem wirkt er beruhigend. Lavendel ist der absolute Favorit bei Verbrennungen, eben weil man ihn pur auftragen kann.

Pflegemischung bei Verbrennungen und Verbrühungen

50 ml Aloe-vera-Öl • 10 Tropfen Lavendel
5 Tropfen Immortelle • 5 Tropfen Pfefferminze

In dieser Pflegemischung sind vier wunderbare Pflanzen vertreten. Aloe vera als fettes Basisöl und Pfefferminze sind die kühlenden Komponenten. Pfefferminze hat zugleich eine reinigende, antibakterielle und schmerzstillende Wirkung. Immortelle hat eine starke wund- und hautreinigende Wirkung. Sie ist das ätherische Öl, das ausgezeichnet Hämatome auflösen kann. Lavendel ist schmerzlindernd, antiseptisch und wundheilend. Die Ölmischung kann so lange aufgetragen werden, bis die Verbrennung oder Verbrühung abgeheilt ist.

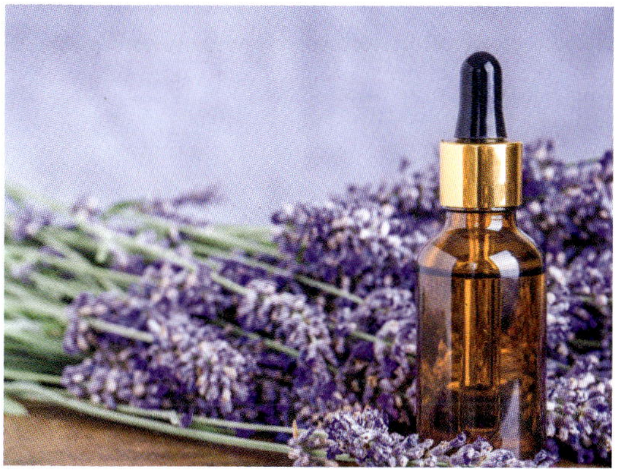

Lavendel ist ein echter Alleskönner und kann auch pur aufgetragen werden.

Hämatome

Im Alter neigt der Körper schneller zu Blutergüssen, wenn wir uns irgendwo stoßen oder auch nur irgendwo dagegenkommen, als in jüngeren Jahren. Der Bluterguss, auch Hämatom genannt, ist eine Blutansammlung im Gewebe oder in einer Körperhöhle. Das Blut, das sich dort sammelt, stammt aus den kleinen Gefäßen, die beim Stoßen verletzt wurden und aufgerissen sind.

Erste Hilfe bei blauen Flecken

1 Teelöffel Olivenöl • 5 Tropfen Immortelle

Sobald Sie sich gestoßen haben und schon wissen, das gibt einen blauen Fleck, können Sie in einen Teelöffel Olivenöl oder in ein anderes Öl, das Sie im Haus haben, fünf Tropfen ätherisches Immortellenöl geben. Kurz mit dem Finger umrühren und auf die Stelle auftragen. Die Immortelle verhindert die Entwicklung eines Hämatoms und nimmt den Schmerz. Das kann so lange wiederholt werden, bis der blaue Fleck nicht mehr zu sehen ist.

Blaue-Flecke-Roll-on

25 ml Immortellenhydrolat • 25 ml Mandelöl
12 Tropfen Rosengeranie • 6 Tropfen Immortelle

Neigt man zu blauen Flecken, ist es ratsam, sich einen solchen Roll-on herzustellen. Den Roll-on hat man immer griffbereit, um schnell

TIPP

Ein blauer Fleck kann ganz schön schmerzen und auch warm werden. In diesem Fall können Sie mit dem kühlenden Pfefferminzhydrolat entgegenwirken. Einfach das Pflanzenwasser aufsprühen und einwirken lassen. Der kühlende Effekt wird Ihnen guttun.

zu reagieren. Er hat Deo-Roller-Charakter und Sie können seinen Inhalt großflächig auftragen. Er hat das Pflanzenwasser der Immortelle zu gleichen Teilen mit Mandelöl als Basis. Diese Wasser-Öl-Schüttelemulsion kann schneller in die Haut einziehen. Zusammen mit dem ätherischen Öl der Immortelle ist die Mischung hochwirksam. Die Rosengeranie duftet nicht nur fantastisch, sondern hat viele ausgesprochen gute Eigenschaften. Sie ist Herz-Kreislauf-stärkend, lymphflussanregend, Hämatome auflösend und immunmodulierend. Der Blaue-Flecke-Roll-on kann jederzeit, nach Bedarf auch wiederholt, aufgetragen werden. Vorher gut schütteln.

Leichte Verletzungen an Gelenken kurieren

Stolperfallen lauern überall. Manchmal können hier die Gelenke in Mitleidenschaft gezogen werden. Doch natürlich gibt es auch dafür ätherische Öle, die die Schmerzen lindern und die Heilung begünstigen können. Zum Abschluss dieser doch recht umfassenden Rezeptsammlung stelle ich Ihnen zwei Einreibungen vor, die Sie im Falle einer Verstauchung anwenden können.

Verstauchungen

Unter einer Verstauchung versteht man die Verletzung der Gelenkkapseln, der Bänder oder beides. Die Gelenke sind im Alter etwas anfälliger, daher passiert es, dass man etwas wackeliger auf den Beinen ist und dazu neigt, häufiger umzuknicken. Leider sind die Verstauchungen, die daraus entstehen können, sehr schmerzhaft und langanhaltend. Durch tägliches Training, auch wenn es nur ein Spaziergang ist, können Sie die Muskulatur stärken, um einer Verletzung standzuhalten. Ist es einmal passiert, lindern die folgenden Ölmischungen die Symptome und beschleunigen die Heilung.

Wintergrün-Pflegeöl bei Verstauchungen

30 ml Arnikaöl • 5 Tropfen Cajeput • 4 Tropfen Wintergrün
4 Tropfen Bergamotte • 3 Tropfen Angelikawurzel

Es treffen drei Kontinente in dieser Mischung aufeinander und es geht zuallererst einmal darum, dass der Schmerz genommen wird. Das kleine nordamerikanische Heidekraut Wintergrün duftet zwar ziemlich streng, ist aber das Mittel der Wahl. Wintergrün ist ein Muss in jedem Schmerzöl, denn es verfügt über eine herausragende schmerzlindernde Wirkung. Außerdem ist es stark entzündungshemmend. Der asiatische Cajeputbaum hat ebenfalls extrem gute schmerzstillende Eigenschaften. Trotz seines zarten, kaum wahrnehmbaren Dufts ist seine Wirkung unschlagbar. Arnikaöl, Angelikawurzel und Bergamotte kommen aus unseren europäischen Gefilden. Auch diese Inhaltsstoffe nehmen den Schmerz. Bergamotte gibt dem Ganzen noch einen Hauch Frische. Das Öl kann bei Bedarf mehrfach am Tag aufgetragen werden.

Latschenkiefer-Pflegeöl bei Verstauchungen

30 ml Aloe-vera-Öl • 5 Tropfen Latschenkiefer
5 Tropfen Cajeput • 4 Tropfen Angelikawurzel

Wenn Ihnen der Duft des Wintergrüns zu stark ist, entscheiden Sie sich gern für die Latschenkiefer. Auch sie hat einen sehr guten Ruf in Sachen Schmerzlinderung. Durch den hohen Anteil von Pinenen ist die Latschenkiefer hochwirksam bei Muskel- und Gelenkschmerzen. Das Mazerat aus der Aloe-vera-Pflanze hat einen kühlenden Effekt und die Angelikawurzel übernimmt die Aufgabe der Durchblutungssteigerung. Die Mischung kann bei Bedarf mehrmals täglich angewendet werden.

Alles Gute für Sie!

Was auch immer Sie aus diesem Buch anwenden – zum Abschluss möchte ich Ihnen noch ein paar Gedanken mit auf den Weg geben, die Sie sich im Zusammenhang mit der Aromapflege immer wieder selbst sagen dürfen.

In diesem Buch wollte ich die Aromatherapie so beschreiben, dass man die Bedeutsamkeit der Selbstpflege und Selbstliebe achtet. Ihr Körper hat schon viele Jahre Großartiges geleistet. Er kann und darf jetzt mal ein bisschen schmerzen und das ein oder andere Zipperlein haben. Nun ist der Moment gekommen, wo Sie anfangen können, ihm ein Stück Pflege und Aufmerksamkeit zu schenken und zurückzugeben. So schaffen Sie sich aufregende, schöne Zeiten und Sie dürfen nun mal nicht an die Arbeit, an die Verpflichtungen, die vielen Termine denken, die Sie vielleicht im Arbeitsleben immer gestresst haben. Jetzt sind Sie dran. Jetzt dürfen Sie die Uhren etwas langsamer laufen lassen. Sie haben nun Zeit für Entspannung und Ruhe. Schenken Sie sich Zeit zur Regeneration Ihres eigenen Ichs.

Das Buch *Aromatherapie für Senioren* soll allen Senioren helfen, Spaß am Rentnerleben zu haben, neugierig zu bleiben und (noch mehr) Zufriedenheit zu finden. Gewisse Einschränkungen sind unabdingbar, man muss sie annehmen und sich ihnen stellen, doch man kann selbst einiges tun, um trotz und mit ihnen eine fantastische Zeit und einen beschwerdefreien Alltag zu haben.

Die Aromatherapie zeigt neue, duftende Wege und Hilfestellungen auf. Es kann soviel über unseren einzigartigen Geruchssinn erreicht werden.

Es ist die Zeit gekommen, um sich die Zeit zu nehmen. Nehmen Sie sich die Zeit und Sie werden sehen – und vor allem riechen –, wie wundervoll die zweite Hälfte Ihres Lebens mit Glück, Spannung, Abenteuer und Frieden gefüllt werden kann.

»Heute ist ein guter Tag für einen guten Tag.«

Anhang

Meditation für Senioren

m-vg.de/link/at_senioren_1

Nehmen Sie sich für die folgende Meditation etwas Zeit und stellen Sie sich ein Fläschchen mit Ihrem derzeit liebsten ätherischen Öl bereit. Sie können auch während eines Fußbads meditieren, das ist besonders wohltuend.

Eine Meditation ist eine sehr persönliche Angelegenheit, bei der wir uns selbst sehr nah kommen können. Das »Du« ist dafür eine besser geeignete Form als das »Sie«, weswegen sich der folgende Text erlaubt, Sie mit Du anzusprechen.

Zeit für eine Auszeit: Gönn dir eine Duftmeditation!

Meditationen sind Zeit für uns selbst, Zeit zum Abschalten, Zeit der Besinnung und des Runterkommens. Aus dem Gedankenkarussell aussteigen und eintauchen in Ruhe und Stille – und in Dufterlebnisse! Denn diese helfen dir dabei, in den tiefen Atem zu kommen und den Geist auf das zu fokussieren, was jetzt wichtig ist: nur du selbst. Egal, ob du öfter innehältst oder dies dein erstes Mal ist: Meditieren kann jeder, jederzeit und überall. Du musst nämlich nicht den Lotussitz oder Strophen in Sanskrit beherrschen. Es geht um deine persönliche Erfahrung mit Achtsamkeit, mit einem Fokus auf dich selbst und deine Bedürfnisse und dem individuellen Zur-Ruhe-Kommen. Lass uns gleich anfangen:

Setz dich für diese Meditation bequem auf einen Stuhl. Richte dich auf, sodass dein Rücken gerade ist. Dein Blick ist gerade nach vorn gerichtet und dein Atem kann frei durch Nase oder Mund in Bauch und Brust fließen. Deine Arme hängen locker an der Körperseite, die Hände ruhen entspannt auf den Oberschenkeln. Alles ist locker und entspannt. Deine Knie berühren sich sanft, deine Fußsohlen berühren ganzflächig den Boden. Spürst du den Boden, wie fühlt er sich an?

Wenn du ein wenig zur Ruhe gekommen bist, nimm deinen Lieblingsduft und träufle einen einzigen Tropfen auf eines deiner Handgelenke. Verreibe diesen einen Tropfen dann zwischen den Handgelenken wie ein Parfüm. Stell das Fläschchen zur Seite und leg die Hände wieder auf die Oberschenkel. Atme einmal tief durch. Erlebe deinen Duft und schenk ihm Aufmerksamkeit. Schließ jetzt deine Augen.

Teil eins der Meditation: Fühle deinen Körper

Stell dir vor, wie auf deinem Kopf ein Licht erscheint. Betrachte es freundlich und folge ihm bei jedem Atemzug auf seinem Weg von deinem Kopf bis zu den Füßen. Geh langsam alle Stationen mit und atme dabei ganz entspannt tief weiter. Geh mit diesem Licht und mit deiner Aufmerksamkeit ganz langsam zu …

- deinem Scheitelpunkt,
- deiner Stirn,
- deinen Augen,
- deiner Nase,
- deinem Mund,
- deinem Hals,
- deinen Schultern,
- deiner Brust,
- deinem Bauch,
- deinem Nabel,
- deinem Unterleib,
- deinem Gesäß und dem Steißbein,
- deinen Oberschenkeln,
- deinen Knien,
- deinen Unterschenkeln,
- deinen Fußknöcheln,
- deinen Fußspannen,
- deinen Fersen,
- deinen Fußsohlen,
- deinen Zehen

Geh jetzt ganz langsam den Weg wieder zurück. Geh also zu …

- deinen Zehen,
- deinen Fußsohlen,
- deinen Fersen,
- deinen Fußspannen,
- deinen Fußknöcheln,
- deinen Unterschenkeln,
- deinen Knien,
- deinen Oberschenkeln,
- deinem Gesäß und dem Steißbein,

- deinem Unterleib,
- deinem Nabel,
- deinem Bauch,
- deiner Brust,
- deinen Schultern,
- deinem Hals,
- deinem Mund,
- deiner Nase,
- deinen Augen,
- deiner Stirn,
- deinem Scheitelpunkt.

Nun atme dreimal tief ein und aus.

Teil zwei der Meditation: Schmetterlingsmassage

Schließe deine Augen.

Nimm deine beiden Hände nach oben auf dein Dekolleté, indem du die Arme überkreuzt, sodass die rechte Hand mit der Handinnenseite auf deiner linken Körperhälfte, die linke Hand auf der rechten Körperhälfte ruht. Die Daumen liegen ungefähr zwischen den Schlüsselbeinen. Verhake beide Daumen ineinander, sodass deine Hände die Form eines großen Schmetterlings erhalten – deine Daumen sind der Körper und die Hände die Flügel. Spüre den zarten Duft deines Lieblingsöls auf deinen Handgelenken.

Atme tief ein und aus.

Beginne nun, mit den Fingern leicht auf dein Dekolleté zu klopfen. Stell dir vor, deine Finger sind kleine Regentropfen, die gegen deinen Körper trommeln. Ganz zart, rhythmisch, so schnell oder langsam, wie es dir angenehm ist. Variiere deine Geschwindigkeit. Werde langsamer und wieder schneller. Was ist dir heute angenehm? Finde deinen Takt und deinen Rhythmus und spüre, wie sich die Bewegung mit deinem Herzschlag und deinen Atemzügen verbindet. Atme weiter tief und in deinem Rhythmus. Mach die Schmetterlingsmassage so lange, wie du möchtest.

Wenn es für dich Zeit ist aufzuhören, lass deine Hände noch einen Moment auf deinem Dekolleté nachruhen.

Leg dann beide Hände wieder auf deine Oberschenkel, atme weiter tief ein und aus und spür einen Moment nach.

Öffne dann mit blinzelnden Bewegungen deine Augen und komm zurück ins Hier und Jetzt. Wie fühlst du dich?

Schenk dir zum Abschluss ein Lächeln: Du hast dir etwas richtig Gutes getan.

»Frieden beginnt damit, dass sich jeder von uns jeden Tag um seinen Körper und um seinen Geist kümmert.«

Weiterführende Empfehlungen

Potions

Natürlich können Sie alle Rezepte aus diesem Buch selbst anmischen. Um es Ihnen noch einfacher zu machen, sind die Mischungen aus dem Buch exklusiv unter dem unten stehenden Link bestellbar. Hier werden Sie nach und nach alle Rezeptmischungen finden.

Potions ist ein innovativer Anbieter mit langjährigen Erfahrungen durch ausgebildete Beraterinnen und Berater in Sachen Aromamischungen.

m-vg.de/link/at_senioren_2

Apotheke Mockauer Post

Die Teeblätter, Gewürze, Hydrolate oder fetten Öle, die ich in den Tipps erwähne, können Sie sich bei Ihrer Apotheke des Vertrauens kaufen oder bei der Apotheke Mockauer Post in Leipzig online bestellen. Auf der Webseite finden Sie unter dem Button »Aromatherapie« die verschiedenen Produkte: www.apotheke-mockauer-post.de

Yoga Quickies

Die erwähnten Yoga Quickies von Claudia Rauer finden Sie unter www.claudiaraueryoga.de

Hier finden jeden Morgen von 7:30 bis 7:50 Uhr angeleitete Yogasequenzen mit ausgebildeten Yogalehrerinnen statt, die Sie zu Hause mitmachen können. Die Yoga Quickies richten sich an Personen jeden Alters und jeden Geschlechts, um fit in den Tag zu starten.

m-vg.de/link/at_senioren_3

Quellenregister

1 D'Andrea, F.; Tischler, V.; Dening, T., et al.: *Olfactory stimulation for people with dementia: A rapid review, Dementia,* 2022; 21: S. 1800–1824

2 Kverno, K.; Black, B. S.; Nolan, M. T. et al.: *Research on treating neuropsychiatric symptoms of advanced dementia with non-pharmacological strategies, 1998–2008: A systematic literature review.* International Psychogeriatrics 2009;21: S. 825–843. Lin, P. W.; Chan, W., et al.: *Efficacy of aromatherapy (Lavandula angustifolia) as an intervention for agitated behaviours in Chinese older persons with dementia: A cross-over randomized trial.* International Journal of Geriatrics and Psychiatry 2007; 22: S. 405–410

3 Scuteri, D.; Morrone, L. A.; Rombola, L., et al.: *Aromatherapy and aromatic plants for the treatment of behavioural and psychological symptoms of dementia in patients with Alzheimer's disease: Clinical evidence and possible mechanisms.* Evidence-Based Complementary Alternative Med 2017, 2017; Artikel-Nr. 9416305: S. 1–8

4 Hort, J.; O'Brien, J. T.; Gainotti, G., et al.: *EFNS guidelines for the diagnosis and management of Alzheimer`s disease.* European Journal of Neurology 2010, 17

Verwendete und empfehlenswerte Literatur

Beier, Christiane; Demleitner, Margret; Hamm, Dorothea; Danner, Holger: *Aromapraxis heute*. Elsevier Verlag, München 2022

Braunschweig, Ruth von: *Pflanzenöle*. 6. Auflage. Stadelmann Verlag, Wiggensbach 2018

Dinand, A. *Taschenbuch der Heilpflanzen*. 16. Auflage. J. F. Schreiber Verlag. Eßlingen und München 1910

Hertwig, Hugo: *Gesund durch Heilpflanzen*. 3. Auflage. Verlag der Kulturpolitik Berlin W 50. Berlin 1950

Jaretzky, R., Geith, J. Karl: *Die deutschen Heilpflanzen in Bild und Wort*. Staatliche Hauptstelle für den naturwissenschaftlichen Unterricht. Verlag E. F. Keller`s Witwe Stollberg. Berlin 1944

Kössel, Schorsch: *Bärengarten Kräuterwissen*. 6. Auflage. Schorsch Kössel, Eisenberg-Zell 2020

Lambert, Larena: *Kräuter und Heilpflanzen für Frauen*. Bassermann Verlag, München 2021

Misfeld, Tuula: *Leichter Abnehmen mit Aromatherapie*. Riva Verlag, München 2021

Strehlow, Wighard: *Die Ernährungstherapie der Hildegard von Bingen*. Genehmigte Lizenzausgabe der Verlagsgruppe Weltbild. München 2003

Werner, Monika: *Ätherische Öle*. 7. Auflage. Gräfe und Unzer Verlag, München 1993

Werner, Monika; Braunschweig, Ruth von: *Praxis Aromatherapie*. 5. Auflage. Karl F. Haug Verlag, Stuttgart 2016

Zimmermann, Eliane: *Aromatherapie für Pflege- und Heilberufe*. 6. Auflage. Karl F. Haug Verlag, Stuttgart 2018

Sachregister

Bildnachweis

Umschlagabbildungen: Shutterstock/Gringoann.art, KatMoy, li.za.vet, Marish, Mashikomo, Miraniuk Olga, tani4ka_shevelenko

Seite 7: Shutterstock/Valentina_G

Seite 9: Shutterstock/Shvaygert Ekaterina

Seite 10: Shutterstock/tani4ka_shevelenko

Seite 13: Shutterstock/Axel_Kock, Rohappy

Seiten 14, 123: Shutterstock/Hector Roqueta

Seite 15: Shutterstock/ESB Professional

Seite 18: Shutterstock/Mashikomo

Seite 20: Riva Verlag

Seiten 21, 103, 141: Shutterstock/Africa Studio

Seite 22: Shutterstock/DinaSova

Seite 23: Shutterstock/Sebastian Duda

Seite 24: Shutterstock/Kei Shooting

Seite 28: Shutterstock/ORLIO (o.), Yavdat (u.)

Seite 32: Shutterstock/Juriah Mosin

Seite 33: Shutterstock/Nancy Beijersbergen

Seite 34: Shutterstock/davooda (Spray), Nadiinko (Pipette), Noch (Lotusblume, Hand, Duftlampe, Füße), Oleksandr Panasovskyi (Roll-on), Wiktoria Matynia (Badewanne, Dampfbad, Auflagen)

Seite 35: Shutterstock/Prostock-studio (o.), Sea Wave (u.)

Seite 36: Shutterstock/Valentyn Volkov (o.), Jelena Safronova (u.)

Seite 37: Shutterstock/Charles T. Peden

Seite 38: Shutterstock/Alex Sipeta

Seite 39: Shutterstock/natthawut ngoensanthia

Seite 40: Shutterstock/Katinkah (o.), Elena Krivorotova (u.)

Seite 41: Shutterstock/Barbara Dymidziuk

Seite 43: Shutterstock/Reallyice

Seite 45: Shutterstock/NOPPHARAT9889

Seite 47: Shutterstock/olko1975

Seite 49: Shutterstock/pamas

Seite 50: Shutterstock/Natallia Harahliad
Seite 53: Shutterstock/Gringoann.art
Seite 54: Shutterstock/pikselstock
Seite 60: Shutterstock/Bildagentur Zoonar GmbH
Seite 64: Shutterstock/chutima chaimratana
Seite 67: Shutterstock/Gorodenkoff
Seite 68: Shutterstock/Imcsike
Seite 70: Shutterstock/KarenHBlack
Seite 72: Shutterstock/RUPENDRA SINGH RAWAT
Seite 80: Shutterstock/Vladimir Mijailovic
Seite 81: Shutterstock/Andriy Tkachenko
Seite 83: Shutterstock/Olena Yakobchuk
Seite 84: Shutterstock/NUM LPPHOTO
Seite 86: Shutterstock/juerginho
Seite 91: Shutterstock/Dasha Trofimova
Seite 93: Shutterstock/Valeriya Zankovych
Seite 97: Shutterstock/Ground Picture
Seite 101: Shutterstock/TuktaBaby
Seiten 107, 131: Shutterstock/patjo
Seite 110: Shutterstock/fikzes
Seite 113: Shutterstock/David Jalda
Seite 119: Shutterstock/Sea Wave
Seite 124: Shutterstock/Nahhana
Seite 125: Shutterstock/Sunbunny Studio
Seite 129: Shutterstock/pradipparkar
Seite 130: Shutterstock/Radovan1
Seite 134: Shutterstock/Cristina Ionescu
Seite 135: Shutterstock/janaph
Seite 136: Shutterstock/Stephen Orsillo
Seite 139: Shutterstock/Gestiafoto
Seite 143: Shutterstock/mizy
Seite 148: Shutterstock/Miraniuk Olga

Seite 150: Shutterstock/Ruslan Huzau
Seite 152: Shutterstock/Passakorn Umpornmaha
Seite 153: Shutterstock/Nicolette_Wollentin
Seite 159: Shutterstock/Chamois huntress
Seite 162: Shutterstock/WiPhotoHunter
Seite 163: Shutterstock/Ground Picture
Seite 165: Shutterstock/encierro
Seite 167: Shutterstock/Jenny Sturm
Seite 167: Shutterstock/Orawan Pattarawimonchai
Seite 168: Shutterstock/li.za.vet
Seite 171: Shutterstock/leonori
Seite 191: Roger Petzsche

Dank

Ich danke ein weiteres Mal meiner Familie, die so fest hinter mir steht, dass ich solche Buchprojekte überhaupt realisieren kann. Alle wissen, wie wichtig mir das Thema Aromatherapie ist. Meinen mittlerweile großen Kindern, besonders meinem Sohn Marius, sage ich ganz lieben Dank. Meinem Mann danke ich, denn er hat mir beim Schreiben der medizinischen Inhalte sehr geholfen und immer die richtigen Worte und Sätze gefunden, wenn ich mal nicht weitergekommen bin.

Ich bedanke mich auch bei meinen Eltern, besonders bei meiner Mutter, die mich nicht nur mit dem Austesten der verschiedenen Rezepte und Ölmischungen unterstützt hat, sondern auch meine tägliche Zuhörerin war.

Meine Freundinnen Anja, Peggy, Britta, Verena, Franziska, Tini, Lisanne, Laetitia und Anne, die mich immer wieder mal vom Laptop weggezerrt und zum Sport, zum Reiten, zum Feiern oder einfach zum Schnacken überredet haben, möchte ich auch danken. Ohne diese Abwechslung wäre ich sicherlich schreibmüde geworden.

Für großartige, hilfreiche aromatherapeutische Tipps und Ratschläge danke ich Dorle Hamm, Claudia Nowotny und Julia Falkenstein, meinen lieben Aromakolleginnen.

Eigentlich wollte ich immer am Anfang des Lebens, sprich bei der Geburt, dabei sein und Hebamme werden. Leider wurde dies mir verwehrt, dafür wurde ich Krankenschwester. Man weiß nie, wo einen der Lebensweg so hinführt. Jetzt betreue ich Hospize und schule Krankenpflegekräfte in der Aromapflege, in der Betreuung und Begleitung kranker Menschen. Ich bin mit meinen Aromaölen und meinem Wissen am Ende des Lebensweges anderer Menschen angekommen. Vielen Dank den zahlreichen Teilnehmerinnen und Teilnehmern an meinen Aromapflegekursen. Ihr seid großartig! Ich ziehe den Hut vor euch!

Ich wünsche allen Leserinnen und Lesern gutes Gelingen und Freude beim Anwenden und Mischen der vielfältigen Aromarezepte. Gute Besserung und immer daran denken: Die Aromatherapie benötigt etwas mehr Zeit, um ihre Wirkkraft zu entfalten.

Über die Autorin

Tuula Misfeld ist gelernte Krankenschwester, ärztlich geprüfte Aromaexpertin sowie staatlich geprüfte Heilpraktikerin. Als ausgebildete Gärtnerin hat sie ein besonderes Gespür für Pflanzen und deren Düfte. Seit über 24 Jahren befasst sie sich mit der Wirkung von ätherischen Ölen und gibt als selbstständige Aromatherapeutin und Inhaberin von eora-aromatherapie ihr Wissen in Seminaren, Vorträgen und Workshops weiter. Sie arbeitet mit unterschiedlichen namhaften Herstellern ätherischer Öle wie Primavera Life und Bergila zusammen. Tuula Misfeld ist regelmäßig Gast des MDR-Gesundheitsmagazins »Hauptsache Gesund«, wo sie Tipps und Tricks zur Anwendung ätherischer Öle gibt. Weitere Informationen finden Sie unter www.eora-aromatherapie.de.

Tuula Misfeld hat das Konzept Duftkunst entwickelt. Da sie auch Künstlerin ist, kombiniert sie in diesen Workshops Acrylmalerei und Aromawissen. Während die Teilnehmenden ihr eigenes Duftbild malen, das mit den passenden ätherischen Ölen versehen wird, lernen sie viel Interessantes und Wissenswertes über die ätherischen Essenzen und die Aromatherapie.

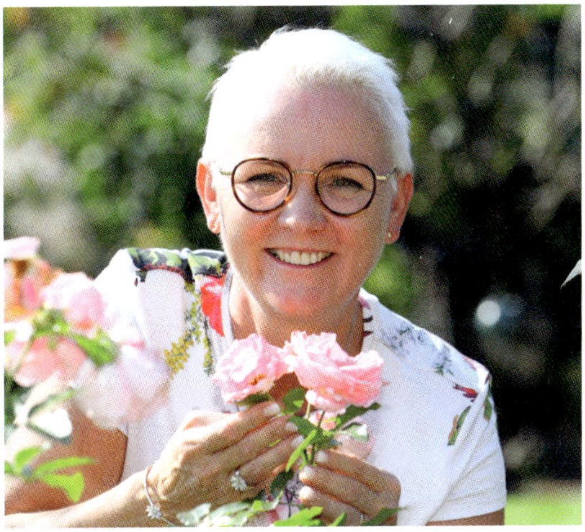